BIOLOGÍA ANTIENVEJECIMIENTO
Telómeros y eternidad

BIOLOGÍA ANTIENVEJECIMIENTO
Telómeros y eternidad

Nos decían que nuestras células no son inmortales, salvo las células madre y las progenitoras, ambas con un papel importante en el mantenimiento de la homeostasis de los tejidos y su alta capacidad para la reposición de las células senescentes (apoptóticas), así como en la reparación de los daños que se producen durante toda la vida.

Hayflick, por su parte, en su exposición realizada en 1961, aseguró que las células dejan de dividirse después de un cierto número de pasajes y se convierten en sedantes, un fenotipo también conocido como senescencia replicativa. Este fenotipo senescente –y siempre según su teoría- se acompaña de cambios en la morfología, la expresión genética y ciertas proteínas.

Parece ser que estamos condenados a envejecer; pero condenados es un término demasiado imbuido por maldiciones bíblicas, así que no lo aceptamos.

Por lo que sabemos, existen múltiples estímulos que pueden inducir a la senescencia; el acortamiento de los telómeros, el daño en el ADN, y la inducción de señales oncogénicas o tumorales. Aunque el telómero acortado no es el máximo responsable en la inducción de la senescencia aguda, la carga acumulada de estrés oxidativo y el telómero desgastado, podrían aumentar la probabilidad de que una célula entre en senescencia.Teoría plausible que contemplaremos ampliamente a lo largo de este libro, pero que obvia un detalle primordial: somos cuerpo, mente y... espíritu, sin que esta última característica tenga menos importancia que las anteriores, y eso que solamente podemos especular con ella. Pero ahí está esta trilogía que nos lleva a una vejez prematura y con frecuencia, deteriorada.

La conclusión biológica más interesante sobre las causas de la senectud y la posibilidad del no-envejecimiento, nos lleva a lo que podemos considerar la razón más plausible: el telómero se desgasta a través de la replicación y conlleva la acumulación de dañosen el ADN que puede resultar en un aumento de las células senescentes en diferentes tejidos y órganos, ocasionando una disminución de la función orgánica tisular y general. Este acortamiento se especula es de ~100 pb en cada duplicación de la población y se estima que las células alcanzan la senescencia después de 50 duplicaciones. Esto hay que detenerlo, y si lo conseguimos, nuestras células estarán cada vez mejor, con su ADN íntegro. Vamos a ello.

CAPÍTULO 1

LA CÉLULA

Una célula es la unidad básica de todo ser orgánico, el elemento de menor tamaño que puede considerarse vivo y capaz de actuar de manera autónoma. Todos los organismos vivos están formados por células, y en general se acepta que ningún organismo es un ser vivo si no consta al menos de una célula.

La célula presenta una membrana externa o plasmática que la rodea, una bicapa lipídica, rica en fosfolípidos (fosfatidiletanolamina y fosfatidilcolina), glucolípidos, colesterol y proteínas integrales y periféricas, siendo su función mantener el contenido celular controlando lo que entra y sale de ella. Todo el contenido interno de la célula limitado por la membrana se denomina *protoplasma*, y en su interior se encuentran el núcleo y el citoplasma.

Una característica vital de la célula es que su membrana es permeable selectivamente, esto es, selecciona lo que va a entrar y salir de ella, manteniendo estable el medio intracelular y el potencial electroquímico negativo.

El ser humano es un organismo pluricelular dotado de células *eucariotas*(células con núcleo) que poseen material genético en un solo núcleo, el cual está envuelto por dos capas lipídicas atravesadas por poros nucleares y unido al *retículo endoplásmico* (uno de los orgánulos de la célula). En el interior del núcleo se encuentran el ADN (ácido desoxirribonucleico)y el ARN (ácido ribonucleico).

Tenemos muchos billones de células (entre 50 y 80 billones) divididos en 200 tipos, que poseen la extraordinaria propiedad de cooperar entre sí para constituir elementos muy complejos y asegurar la supervivencia del conjunto orgánico.

Forma y tamaño

La forma de las células es variada y está relacionada con la función que realizan en los diferentes tejidos. Algunas tienen formas típicas, como las neuronas (células del tejido nervioso), que son más largas que anchas, y otras, como las del parénquima (tejido de los órganos) y los eritrocitos (glóbulos rojos), son equidimensionales; algunas, como los leucocitos, son de forma cambiante. Muchas células, cuando se encuentran en un medio líquido, tienden a adoptar forma esférica y, cuando están agrupadas en grandes masas, forma poliédrica.

El tamaño de la célula también guarda relación con su función, y la mayor parte de las eucariotas sólo son visibles con el microscopio (la longitud de su diámetro oscila de 10 a 100 micrones [1 micrón es la millonésima parte de 1 metro]). Por lo general, el tamaño resulta constante para cada tipo celular e independiente del tamaño del organismo; es decir, una célula del riñón de un caballo es del mismo orden que la de un ratón. La diferencia en el tamaño del órgano se debe al número de células y no al tamaño de las mismas. Excepción de lo anterior son las células nerviosas, corpúsculos de forma compleja con numerosas prolongaciones delgadas que pueden alcanzar varios metros de longitud y la mayoría de las cuales no se dividen nunca, aunque sí pueden regenerarse.

Los seres humanos disponemos de 200 tipos diferentes de células en el cuerpo, que se suelen clasificar en cuatro únicos tipos de tejido –epitelial, conectivo (o conjuntivo), muscular y nervioso–, repartidas en el sistema nervioso, el tejido conjuntivo, el tejido muscular, el tejido conectivo mucoso, el hígado, el tejido epitelial... En total, varios billones (10^{14}), con una masa de 1 ng (nanogramo), si bien existen células mucho mayores. La célula más grande es el óvulo, que puede alcanzar casi medio milímetro de diámetro, y alguna neurona junto a su prolongación, hasta 1 m.
Cadacélula contiene el material hereditario y puede hacer

copias de sí misma, reproduciéndose y multiplicándose, aunque finalmente muere. Sin embargo, las células cancerígenas poseen una capacidad de supervivencia muy superior.

En el cuerpo humano la renovación celular se está produciendo en más de un millón por minuto, por lo que en un solo día mueren del orden del 2.000 millones de ellas, formándose en forma y cantidad similares.

Partes

Orgánulos u organelas

Se consideran orgánulos de la célula el núcleo, el retículo endoplásmico, las ribosomas, el aparato de Golgi, la mitocondria, las vesículas, los lisosomas, las vacuolas y el centrosoma.

Están suspendidos en el *citosol*, componente del citoplasma, una solución acuosa de sales, azúcares, aminoácidos, ácidos grasos y nucleótidos. Es un gel de base acuosa que contiene gran cantidad de moléculas grandes y pequeñas, y en la mayor parte de las células es, con diferencia, el compartimiento más voluminoso. En el citosol se producen muchas de las funciones más importantes del mantenimiento celular, como las primeras etapas de descomposición de las moléculas nutritivas y la síntesis de muchas de las grandes moléculas que constituyen la célula.

Para formar y organizar el citoplasma y las *organelas*, existe una red de fibras proteicas que constituyen el *citoesqueleto*, formado por microtúbulos, microfilamentos, filamentos intermedios, proteínas solubles y diferenciaciones de ellas tales como fibras de actina y miosina. Puede almacenar también *glucógeno* y adipocitos de reserva en forma de gránulos.

Núcleo

El núcleo es la parte central, que dice a la célula cuándo crecer, reproducirse y morir. También contiene ADN.

Este orgánulo membranoso mantiene íntegra la información genética, controla la síntesis de las proteínas en el citoplasma y envía mensajeros moleculares. Está rodeado por una membrana doble o envoltura nuclear, y la interacción con el resto de la célula (es decir, con el citoplasma) tiene lugar a través de unos orificios llamados *poros nucleares*. Esta membrana es continua con la membrana del retículo endoplásmico rugoso.

Se trata del elemento más importante y el depósito de la información genética de la célula. El proceso abreviado tiene lugar mediante el ARN mensajero (ARNm), que se sintetiza de acuerdo con las instrucciones contenidas en el ADN y abandona el núcleo a través de los poros. Una vez en el citoplasma, el ARNm se acopla a los ribosomas y codifica la estructura primaria de una proteína específica.

Sus funciones son:
- Almacenamiento de la información genética en el ADN
- Recuperación de la información almacenada en el ADN mediante el ARN
- Duplicación del ADN
- Ensamblaje con proteínas (*histonas*) para formar la cromatina (conjunto de ADN, histonas y proteínas)
- Transcripción de los genes a ARN
- Regulación de la expresión genética

El *nucléolo* está situado dentro del núcleo y es una región especial en la que se sintetizan partículas que contienen ARN y proteínas que migran al citoplasma a través de los poros nucleares, y a continuación se modifican para transformarse en *ribosomas*.

La función principal del nucléolo es la producción y el ensamblaje de los componentes ribosómicos.

Citoplasma

Se localiza entre el núcleo y la membrana plasmática, y se trata de un fluido nutritivo en el que flotan los restantes *orgánulos*, permitiendo su movilidad. Es el resto del constituyente de la célula, una vez excluido el núcleo.

En esta solución, principalmente formada por agua y enzimas, se llevan a cabo numerosas reacciones metabólicas de la célula. Su importancia radica en que posee una parte del *genoma* humano, pues, a pesar de que la mayor parte se encuentre en el núcleo, algunos orgánulos, entre ellos las *mitocondrias* o los *cloroplastos*, poseen cierta cantidad de ADN.

El citoplasma dispone de una complicada red de membranas que delimitan compartimentos y que garantizan su diferenciación. Se puede dividir en ectoplasma (citoplasma externo) y endoplasma (citoplasma interno).

Mitocondrias

Son las centrales eléctricas de la célula y producen energía para las diversas actividades. En su interior se produce energía a partir de la materia orgánica que es oxidada en presencia de oxígeno, liberándose en el proceso dióxido de carbono y agua. Esta unidad energética recupera la energía almacenada en los enlaces de los hidratos de carbono, aminoácidos y ácidos grasos, y la convierte en energía útil para la célula, en forma de adenosín trifosfato (ATP). Posee dos membranas separadas por un espacio, en el cual encontramos, entre otros elementos, la creatina y la carnitina.

La célula necesita energía para crecer y multiplicarse. Las mitocondrias aportan casi toda esta energía realizando las últimas etapas de la descomposición de las moléculas de los alimentos. Sin ellas no seríamos capaces de utilizar oxígeno para extraer toda la energía de los alimentos.

Retículo endoplásmico

Es un sistema de canales membranosos que pueden o no estar tapizados de *ribosomas*, complejos de partículas de ARN y proteínas. Se distingue entre *rugoso* (a través de cuyos poros pasa el ARNm, que es el que lleva el mensaje para la síntesis proteica), y *liso*, que no tiene ribosomas y participa en el transporte celular, en la síntesis de los lípidos y en la reserva del calcio.

Ayuda en el procesamiento de las moléculas (por ejemplo, la síntesis de las proteínas) creadas por la célula.

Ribosomas

Aunque se elaboran en el núcleo, hacen su función en el citosol y los encontramos también en las mitocondrias.

Procesan las instrucciones genéticas o planos en el seno del ADN para crear nuevas proteínas. Su función consiste en ser el orgánulo lector del ARNm, con órdenes de ensamblar los aminoácidos que formarán la proteína. Existen también ribosomas mitocondriales.

Lisosomas

Los lisosomas, localizados en el citosol, son vesículas que contienen enzimas hidrolíticas (lipasas, proteasas, glucosidasas, nucleasas) que permiten la digestión intracelular de macromoléculas. Son formados por el retículo endoplásmico rugoso y luego empaquetados por el complejo de Golgi. Sus enzimas son capaces de digerir bacterias y también otras sustancias que entran en la célula, ya sea por fagocitosis o por otros procesos.

La *artritis reumatoide* es una enfermedad relacionada con una anomalía de los lisosomas.

Peroxisomas

Ayudan a deshacerse de sustancias tóxicas. Constan de una membrana de doble capa lipídica que contiene diversas proteínas de función enzimática. Predominan en el hígado, en el riñón y en el cerebro durante el período de formación de la *mielina*. Intervienen en el metabolismo de los lípidos y el colesterol. La *enfermedad de Zellweger* es una consecuencia de su alteración.

Membrana

Se divide en interna y externa. Es el revestimiento exterior de la célula, lo que delimita su territorio y controla su contenido químico. En la composición química de la membrana entran a formar parte fosfolípidos, colesterol, glúcidos y proteínas. Estos componentes presentan movilidad, lo que confiere a la membrana un elevado grado de fluidez y permite el intercambio de materia entre el interior de la célula y su medio externo. También permiten una fijación selectiva a determinadas entidades químicas a través de receptores, facilitan el reconocimiento celular y suministran puntos de anclaje para componentes de la matriz extracelular, lo que asegura el mantenimiento de una forma determinada y la regulación de la fusión con otras membranas y permite el paso de ciertas moléculas.

Aparato de Golgi

Es una agrupación de sacos membranosos que modifican las proteínas y los lípidos que han sido construidos en el retículo endoplásmico, sintetiza carbohidratos y envuelve moléculas para su transporte. También se le denomina *complejo* o *cuerpo de Golgi*, y se encarga de la distribución y el envío de los productos químicos de la célula. Durante la mitosis desaparece. Se encuentra en todas las células eucariotas, menos en los glóbulos rojos.

Matriz

La matriz extracelular está formada principalmente por proteínas, glucosaminoglucanos, proteoglucanos y glucoproteínas, organizados en entramados diversos que constituyen las diferentes matrices extracelulares de los distintos tejidos. Las proteínas más abundantes son el colágeno y la elastina.Su función es rellenar los espacios entre la célula, permitir la compresión y su estiramiento, y degradar los desechos tóxicos.

División celular

En el ser humano, cuando hablamos de mitosis, nos

referimos al núcleo. Durante la mitosis, los cromosomas replicados se posicionan cerca de la mitad de la célula y luego se segregan, de tal manera que cada célula resultante recibe una copia de cada cromosoma original.

En la división de la célula podemos distinguir varias fases difíciles de delimitar, ya que se trata de un proceso dinámico:

• *Interfase:* no es parte de la mitosis. En ella el ADN se ha replicado, pero no se ha formado la estructura condensada del cromosoma. La membrana nuclear está todavía intacta para proteger las moléculas de ADN de la mutación. Abarca las fases G1 (de crecimiento y maduración), S (en la que copia el ADN), G2 (de preparación a la división) y, si esa célula ya no se va a dividir más, entra en lo que se denomina período G0. Si, por el contrario, esa célula va a volver a dividirse, entra de nuevo en el período G1.

• *Profase:* la cromatina se vuelve visible, el nucléolo desaparece, los centriolos se mueven y se forma el huso mitótico. Se forman los cromosomas. Dura de 35 a 40 minutos.

• *Prometafase:* la membrana celular está disuelta y los cromosomas comienzan a moverse.

• *Metafase:* las fibras del huso alinean los cromosomas en la mitad del núcleo, lo que evitauna progresión prematura hacia la siguiente fase.

• *Anafase:* los pares de cromosomas se mueven a los lados opuestos de la célula y se forman las dos copias con la información genética original. Esta fase, muy rápida, dura solamente 3 ó 4 minutos.

• *Telofase:* los cromosomas están dispersos y se forman nuevas membranas, la cromatina y el nucléolo. Ya hay dos células idénticas con sus respectivos núcleos.

• *Cinotesis:* las células hijas ya están separadas y poseen su propio núcleo, además de una copia completa del genoma de la célula original.

CAPÍTULO 2

ADN (ácido desoxirribonucleico)

El ADN, o ácido desoxirribonucleico, es el material hereditario que se encuentra en el núcleo de todas las células en los seres humanos y otros organismos vivos, y al que se denomina de forma más precisa *ADN nuclear*. Sin embargo, también se puede encontrar una pequeña parte de ADN en la *mitocondria*, al que se denomina ADN mitocondrial o ADNmt. Ambos son conductores eléctricos y muy sensibles a las influencias magnéticas y las radiaciones ultravioletas.

Básicamente, el papel principal de la molécula de ADN es el almacenamiento a largo plazo de la información, lo que nos lleva a considerar que el ser humano es básicamente un organismo de información, antes que un organismo energético. Allí se almacenan los datos o códigos que servirán para dar las instrucciones necesarias que construirán otros componentes de las células, como las proteínas y las moléculas de ARN. Estos segmentos son denominados más específicamente como *genes*. Para que esta información pueda ser utilizada, debe copiarse en otras unidades diferentes llamadas *ARN*, que serán interpretadas usando el *código genético*. El conjunto de información se denomina *genoma*, mientras que el ADN que lo constituye, el *ADN genómico*, y al conjunto de toda la información que corresponde a un organismo se le denomina *genotipo*, que, junto con los factores ambientales, determinan las características del organismo, es decir, su *fenotipo*.

Las moléculas de ADN especifican la secuencia mediante la cual los 20 aminoácidos del cuerpo humano que conducen a la formación de más de 100 derivados, forman las 30.000proteínas necesarias.

El ADN es un polímero de nucleótidos, un compuesto formado por muchas unidades simples conectadas entre sí. Cada *nucleótido* está formado por un azúcar o pentosa (desoxirribosa), una base nitrogenada y un grupo fosfato que actúa uniendo la estructura. La unión de la base nitrogenada (citosina, adenina, guanina y timina) con la *pentosa* (desoxirribosa) forma un *nucleósido*; éste, al unirse al ácido fosfórico, forma un nucleótido, mientras que la unión de los nucleótidos entre sí da lugar a un polinucleótido, en este caso el ADN. Estos nucleótidos están dispuestos en dos largas cadenas que forman una espiral en forma de doble hélice y que se percibe como una escalera de caracol, en donde los *pares de bases* forman los peldaños de la escalera, y las moléculas de azúcar y fosfato forman los lados de la escalera. En los organismos vivos, el ADN se presenta como una doble cadena de nucleótidos, en la que las dos hebras están unidas entre sí por unas conexiones denominadas *puentes de hidrógeno* que se comportan como fuente de atracción entre dos átomos. Allí se deposita la información genética gracias a la disposición secuencial de las cuatro bases nitrogenadas a lo largo de la cadena. Su composición de ácidos nucleicos, adenina (A) y guanina (G), y de pirimidinas como la citosina (C) y la timina (T), les permite ser complementarias entre ellas: A se aparea con T, y C con G. Este apareamiento se mantiene debido a la acción de los puentes de hidrógeno entre ambas bases, que forman pares de bases que dan lugar a los peldaños de la escalera dirigidos hacia el centro y perpendiculares al eje de la molécula, mientras que las moléculas de azúcar y fosfato forman los lados de la escalera. El ADN en los seres humanos contiene alrededor de 3.000 millones de bases, y éstas son similares en un 99% de las personas. Estas bases se secuencian de forma diferente para efectuar las distintas informaciones que necesitan ser transmitidas. Otra de las propiedades del ADN es que puede hacer copias de sí mismo. Así, cada nuevo ADN tiene una copia del ADN antiguo desde donde se hace la copia. También puede dar forma a estructuras metálicas, del mismo modo que conforma la síntesis de proteínas.

El término *expresión genética,* se refiere al proceso mediante el cual la información almacenada en el ADN es usada para dirigir la síntesis de un producto genético específico. Depende de cada célula y su función.

El ADN mitocondrial

Cada célula contiene en el citoplasma cientos de miles de mitocondrias que albergan pequeñas cantidades de ADN conocidas como *ADN mitocondrial* o ADNmt, el cual contiene 37 genes. Trece de estos genes proporcionan instrucciones para crear las enzimas implicadas en la producción de energía mediante la fosforilación oxidativa, y se calcula que hasta el 90% de la energía celular en forma de ATP es producida de esta forma. El resto de los genes ayudan en la toma de moléculas de *ARN de transferencia* (ARNt) y *ARN ribosómico* (ARNr), que originan la síntesis de proteínas.

Replicación

La replicación del ADN, que se produce una sola vez en cada generación celular, necesita de muchas enzimas y una gran cantidad de energía en forma de ATP. La iniciación de la replicación, o *fase G1*, siempre acontece en un cierto grupo de nucleótidos, y requiere, entre otras, de las enzimas *helicasas* para romper los puentes de hidrógeno, de las *topoisomerasas* para aliviar la tensión y de las proteínas de unión de cadena simple para mantener separadas las cadenas abiertas. Esta fase tiene una duración de entre 6 y 12 horas, y durante este tiempo la célula duplica su tamaño y su masa debido a todos sus componentes.

Posteriormente, la célula pasa a una *fase G2* a fin de, entre otras cosas, recuperar energía para la siguiente fase de la división celular, que tiene una duración de entre 3 y 4 horas. Este proceso proporciona un núcleo con el doble de proteínas nucleares y permite que cada cromosoma se duplique y forme dos *cromátidas* idénticas.

La replicación del ADN en el ser humano se realiza a una velocidad de 50 nucleótidos por segundo, pero estos nucleótidos tienen que armarse y estar disponibles en el núcleo conjuntamente con la energía para unirlos.

Una vez que se abre la molécula, se forma un área conocida como *burbuja de replicación*, en la que se encuentran las *horquillas de replicación*, la coyuntura que se forma cuando el ADN se está autoduplicando. Por acción de la ADN *polimerasa* los nuevos nucleótidos entran en la horquilla y se enlazan con el nucleótido correspondiente de la cadena de origen (A con T, y C con G).

Una cadena formará una copia continua, mientras que en la otra se formarán una serie de fragmentos cortos conocidos como *fragmentos de Okazaki*. La cadena que se sintetiza de

23

manera continua se conoce como *cadena adelantada*, y la que se sintetiza en fragmentos, como *cadena atrasada*.

Para que trabaje la ADN polimerasa es necesaria la presencia, en el inicio de cada nuevo fragmento, de pequeñas unidades de ARN conocidas como *cebadores*, que permitirán que se activen otras enzimas, que remuevan los fragmentos de ARN y coloquen los nucleótidos de ADN en su lugar. Finalmente, una ADN *ligasa* los unirá a la cadena en crecimiento.

CAPÍTULO 3

ARN

Mientras que el ADN se define como un ácido nucleico que contiene las instrucciones genéticas utilizadas en el desarrollo y funcionamiento de todos los organismos vivos conocidos, las moléculas de ARN están implicadas en la síntesis de proteínas y, con frecuencia, en la transmisión de la información genética. A diferencia del ADN, el ARN puede adoptarvariedad de formas y tipos. Así, mientras que el ADN se muestra como una doble hélice y una escalera de caracol, el ARN normalmente es de hebra sencilla, como una cadena más corta, con aspecto de banda.

El ARN (ácido ribonucleico o adenosín ribonucleico), fue descubierto después del ADN y no está restringido al núcleo de las células eucariotas, ya que se encuentra también en el citoplasma y los ribosomas. Recordemos que los ribosomas son en sus dos terceras partes ARN, un tipo llamado *ARNr*, y la otra tercera parte, proteínas. Una célula típica contiene 10 veces más ARN que ADN.

Se trata de una importante molécula con largas cadenas de nucleótidos (un nucleótido contiene una base nitrogenada, un azúcar ribosa y un fosfato). Al igual que el ADN, el ARN es de vital importancia para los seres vivos, pues contiene bases de adenina, citosina, guanina y uracilo (en lugar de timina).

El azúcar desoxirribosa en el ADN es menos reactivo a causa de enlaces de CHy es estable en condiciones alcalinas. Al poseer ranuras más pequeñas que las del ADN, la enzima perjudicial no puede atacarlo tan fácilmente como al ADN, porque no encuentra un lugar donde atacar. El ARN, por el contrario, no es estable en condiciones alcalinas y posee grandes ranuras, lo que lo hace más vulnerable al ataque de las enzimas, aunque es más resistente al daño producido por los rayos ultravioleta.

Para duplicarse, el ADN necesita de otra molécula que actúe como mensajero o colaborador que copie la información. Esa molécula es el ARN.

La tarea principal del ARN es transferir el código genético para la creación de proteínas desde el núcleo hasta el ribosoma. Este proceso evita que el ADN tenga que salir del núcleo y lo mantiene, junto al código genético, protegido. Sin ARN, la síntesis de las proteínas nunca se podría realizar.

El ARN está formado a partir del ADN mediante un proceso denominado transcripción, que consiste en utilizar enzimas como las *polimerasas*. Existe un tipo de ARN llamado

ARNm, que transporta la información del ADN a las estructuras llamadas *ribosomas*. Estos ribosomas están compuestos por proteínas y por ARNr. Todos ellos se unen y forman un complejo que puede leer los ARNm y traducir la información que llevan a la formación de proteínas. Esto requiere la ayuda del ARNt.

La información fluye (con la excepción de la transcripción reversa) del ADN al ARN usando el ADN como molde, y luego a la proteína por el proceso de traducción (construcción de una secuencia de aminoácidos –polipéptido– con la información proporcionada por la molécula de ARN). La traducción es el proceso de convertir las secuencias del ARNm en una secuencia de aminoácidos. Los 20 aminoácidos están representados en el código genético. La *metionina* (en realidad, la formil-metionina, f-Met) es siempre el primer aminoácido de la cadena polipeptídica y frecuentemente se elimina al final del proceso.

Algunos ARN son enzimas. Aunque anteriormente se creía que sólo las proteínas podían ser enzimas, ahora se sabe que algunas enzimas pueden adoptar complejas estructuras terciarias y actuar como catalizadores biológicos. Las enzimas de ARN son conocidas como *ribozimas* y exhiben muchas de las características de una enzima clásica, tales como un sitio activo, un sitio de unión para un sustrato y un sitio de unión para un cofactor, como un ion metálico. Una de las primeras ribozimas que se descubrió fue la ARNasa P, una *ribonucleasa* que está implicada en la generación de moléculas de ARN.

En concreto:

• El ARNm es el molde para la construcción de las proteínas

• El ARNr se encuentra en el sitio donde se construye la proteína: los ribosomas, las organelas de la célula donde se sintetizan las proteínas

• El ARNt es el transportador que coloca el aminoácido apropiado en el sitio correspondiente

• El ARN tiene el *azúcar ribosa* en vez de desoxirribosa, y la base uracilo (U) reemplaza a la timina (T)

• El ARN tiene una sola hebra, si bien el ARNt puede formar una estructura en forma de trébol debido a la complementariedad de sus pares de bases

• El ARNm, independientemente del organismo de donde provenga, puede iniciar la síntesis proteica.

Aminoácidos y ADN

Para comprender superficialmente la importancia de los aminoácidos en la estructura del ADN, le resumimos unas secuencias:

El ADN incorpora las instrucciones de producción de

proteínas compuestas por moléculas pequeñas llamadas aminoácidos, que determinan su estructura y función. La secuencia de aminoácidos está a su vez determinada por la secuencia de bases de los nucleótidos del ADN. Cada secuencia de tres bases, llamada triplete, constituye una palabra del código genético o codón, que especifica un aminoácido determinado. Así, el triplete GAC (guanina, adenina, citosina) es el codón correspondiente al aminoácido leucina, mientras que el CAG (citosina, adenina, guanina) corresponde al aminoácido valina. Los aminoácidos son transportados hasta los ribosomas por un tipo de ARN llamado de transferencia (ARNt).

Dispersos por el citoplasma hay diferentes tipos de ARN de transferencia (ARNt), cada uno de los cuales se combina específicamente con uno de los 20 aminoácidos que constituyen las proteínas. Uno de los extremos de la molécula de ARNt se une a un aminoácido específico.

La síntesis de un polipéptido a partir de una molécula de ARN mensajero, mediada por los ribosomas, se denomina traducción. El ARN transferente (ARNt) comprende un grupo de moléculas de ARN, más bien pequeñas, cada una con especificidad de unión a un aminoácido concreto; se encargan de acarrear los aminoácidos a los ribosomas, donde se incorporan al polipéptido en formación.

CAPÍTULO 4

GENES

Los genes son segmentos de ADN que se codifican para formar una proteína específica. Estas proteínas son las responsables de la expresión del *fenotipo*, la manifestación externa de un conjunto de caracteres hereditarios que dependen tanto de los genes como del ambiente, la epigenética. La *herencia poligénica* es el conjunto responsable de muchos caracteres, como el peso, la forma, la altura, el color y el metabolismo, que son gobernados por el efecto acumulativo de muchos genes. La altura en los seres humanos es un tipo de herencia poligénica. Tenemos unos 30.000-40.000 genes (quizá 80.000), los cuales forman el *genoma humano*, el número total de cromosomas.

Son anormalidades cromosómicas la inversión, inserción, duplicación y pérdida de un fragmento de ADN de un cromosoma. Dado que el ADN es información, y que la misma tiene un punto de comienzo, una inversión produce una proteína inactiva o alterada. Igualmente, una duplicación puede alterar el producto del gen.

Un gen no es más que un fragmento de ADN, es decir, un conjunto de nucleótidos unidos entre sí, con información para un carácter determinado, de tal manera que un cromosoma se puede considerar como un conjunto de genes. Los genes determinan las características hereditarias de cada célula u organismo, el material hereditario que se encuentra dentro del núcleo de la célula. Se cree que los seres humanos tienen genes que causan el envejecimiento, pero esto es una hipótesis, pues la epigenética interviene más decisivamente.

Cada persona tiene dos copias de cada gen, uno heredado de cada progenitor. Los genes son en su mayoría similares en todas las personas, pero un pequeño número de genes (menos del 1% del total) son ligeramente diferentes entre unas personas y otras, y ellodetermina la paternidad.

Un gen puede contener varios miles de *codones*, cada uno de los cuales codifica un aminoácido. Un codón es un triplete de nucleótidos, la unidad básica de información en el proceso de traducción. Esta correspondencia es la base del código genético que permite traducir la secuencia de ARNm a la secuencia de aminoácidos que constituye la proteína.

Hay 64 codones diferentes por combinación de los 4 nucleótidos en cada una de las 3 posiciones del triplete, pero sólo 61 codifican aminoácidos. Salvo la metionina y el triptófano, que están codificados por un único codón, los aminoácidos pueden estar codificados por 2, 3, 4 o 6 codones diferentes. Los codones que codifican un mismo aminoácido muchas veces tienen los dos primeros nucleótidos iguales y cambia sólo el tercero.

CAPÍTULO 5

LOS CROMOSOMAS

Dentro del núcleo están las cadenas de ADN, muy juntas, para formar los cromosomas que son visibles al microscopio durante la división celular. Los cromosomas están formados por dos cadenas de ADN repetidas que se espiralizan y se mantienen unidas, de forma que en un cromosoma se distinguen dos partes que son idénticas y reciben el nombre de *cromátidas*, que se unen por un punto llamado *centrómero*. El centrómero divide las cromátidas en dos partes llamados brazos. El brazo corto se denomina "brazo p", y el largo, "brazo q". Estos segmentos largos de ADN poseen forma de bastón y están constituidos por genes, que a su vez contienen ácidos nucleicos (ADN y ARN) y una envoltura de proteínas llamadas *histonas*.

La palabra cromosoma proviene del griego *chroma* (color) y *soma* (cuerpo), debido a su propiedad de poder ser teñidos, esto es, *cuerpos coloreados*. En la práctica, *cromosoma* es un término no correctamente definido. En las células procariotas (células sin núcleo definido) y los virus, el término *genofore* es más apropiado cuando no está presente la *cromatina*. Sin embargo, muchas personas utilizan el término *cromosoma* independientemente del contenido de la cromatina. En las células eucariotas, los cromosomas nucleares están constituidos por proteínas en la cromatina, lo que permite que las moléculas de ADN muy largas encajen en el núcleo de la célula.

La estructura de los cromosomas y la cromatina varía a través del ciclo celular. Esencialmente se trata de una estructura organizada de ADN y proteína que se encuentra en las células, que contiene muchos genes, elementos reguladores y otras secuencias de nucleótidos. Normalmente, cada célula en el cuerpo humano tiene 23 pares de cromosomas (46 cromosomas en total), de los cuales la mitad proviene de la madre y la otra mitad del padre. Veintidós de estos pares, llamados *autosomas*, tienen el mismo aspecto, tanto en los hombres como en las mujeres. El par 23 se denomina *cromosoma sexual* y difiere entre hombres y mujeres. Las mujeres tienen dos copias del cromosoma X, mientras que los hombres tienen un cromosoma X y un cromosoma Y. Las células pueden contener más de un tipo de cromosoma, como, por ejemplo, las mitocondrias en la mayoría de las células eucariotas, y cada uno es responsable de una función o característica biológica.

Los cromosomas se clasifican en:

• Telocéntricos, con el centrómero en un extremo
• Acrocéntricos, con uno de sus brazos muy corto
• Submetacéntricos, con brazos de diferente longitud
• Metacéntricos, con brazos de igual longitud.

Cuando se presenta la división celular, los cromosomas se duplican y originan dos nuevas *cromátidas*, idénticas a las originales y unidas a su vez por el centrómero.

Los cromosomas varían ampliamente entre los diferentes organismos. El ADN puede ser circular o lineal, y puede estar compuesto de 10.000 a 1.000 millones nucleótidos en una cadena larga. Normalmente las células *eucariotas* tienen grandes cromosomas lineales, y las células *procariotas* tienen cromosomas circulares más pequeños, aunque hay muchas excepciones a esta regla.

Los cromosomas son la unidad esencial para la división celular y se deben replicar, dividirse y pasarse con éxito a sus células hijas a fin de asegurar la diversidad genética y la supervivencia de su progenie.

Los cromosomas pueden existir como duplicados o sin duplicar. Cuando no están duplicados son cadenas lineales simples, mientras que los duplicados que se copian durante la fase de síntesis, contienen dos copias unidas por un centrómero.

La recombinación cromosómica juega un papel vital en la diversidad genética. Si estas estructuras son manipuladas incorrectamente, a través de procesos conocidos como la inestabilidad cromosómica y la translocación, la célula puede derivar en una catástrofe mitótica y morir, o se puede evadir la apoptosis y llevar al cáncer.

Para todos los individuos que pertenecen a una misma especie, cada una de sus células posee la misma dotación cromosómica, que constituye su *cariotipo*. La alteración accidental del cariotipo provoca graves consecuencias en el individuo. El cariotipo de algunos individuos de la especie humana puede ser anormal como consecuencia de que el número de sus cromosomas, o la estructura de algunos de ellos, se aparten de la normalidad.

CAPÍTULO 6

TELÓMEROS

La palabra *telómero* procede del griego *telos* (final) y *meros* (parte). Se refiere a los extremos de los cromosomas que encuentran en el núcleo de las células. Allí, en el ADN, se encuentran los genes, la información vital del cuerpo humano. Los telómeros están constituidos por otras unidades más cortas denominadas nucleótidos, con gran contenido en *timina* (T) y *guanina* (G), ambas imprescindibles para el ADN y el código genético.

Los telómeros se comportan como relojes o temporizadores de la célula, al definir el número de divisiones celulares y, posiblemente, determinar el momento de su muerte, esto es, su longevidad. La muerte celular se produce porque el ADN contenido en los telómeros no se replica en su totalidad durante la duplicación, ya que hay una enzima, la *ADN-polimerasa*, que no tiene capacidad para copiar todos los genes contenidos en los cromosomas, perdiéndose en cada *mitosis* una información vital de supervivencia a causa del acortamiento paulatino de los telómeros. Cuanto más cortos, menos información albergan, y sin información muchos de los procesos de restauración corporal no se pueden realizar. Es como si nuestras células perdieran parte de su memoria.

Realmente los telómeros protegen los extremos de los cromosomas, impidiendo así que se alteren los genes que están situados en las retorcidas moléculas de doble hélice de ADN que les albergan. Cuando están en su total longitud y estabilidad, nuestros datos genéticos están protegidos y hacen posible que las células se dividan, manteniendo la información para evitar el envejecimiento y la malignización de las células que pudiera llevar al cáncer.

Se detectan como una fluorescencia en los extremos de los cromosomas. En su aspecto los telómeros se han comparado con las puntas de plástico de los cordones de los zapatos, ya que impiden que los extremos de los cromosomas se deshilachen y se peguen entre sí, que mezclen su información genética y ocasionen el cáncer, además de muchas enfermedades degenerativas y, finalmente, la muerte.

Sin embargo, cada vez que una célula se divide, los telómeros se acortan y, cuando llegan a ser demasiado cortos, la célula ya no puede dividirse y se vuelve inactiva o envejecida, e incluso muere a causa de la pérdida de información.

No obstante, los telómeros no se acortan con la edad en tejidos tales como el músculo del corazónni en las células que no se dividen continuamente.

Los primeros años

Cuando los cromosomas eucarióticos condensados se visualizan en un microscopio de luz, vemos que son esencialmente estructuras lineales con nada que distinga los extremos del resto del cromosoma. O sea, el telómero no es visible. Por lo tanto, los primeros citólogos no tenían ninguna necesidad de nombrar de manera específica esta parte del cromosoma.

La sugerencia inicial de que los extremos de los cromosomas tenían características especiales, provino de análisis de los primeros mutantes de la mosca común *Drosophila* creados artificialmente y tratados con rayos X por Herman Muller a finales de 1920. Muller recuperó muchas moscas con una amplia gama de anomalías genéticas, incluyendo inversiones, deleciones (pérdida de un fragmento en el ADN), y otros reordenamientos resultantes de la rotura y la fusión de los cromosomas, pero nunca encontró mutantes con deleciones o inversiones que implican los extremos naturales de los cromosomas.

Muller resume casi una década de su trabajo en una conferencia clásica, cuando concluyó que *"... el gen terminal debe tener una función especial, la de sellar el extremo de los cromosomas, por así decirlo, y que por alguna razón un cromosoma puede no persistir indefinidamente sin tener por lo tanto sus extremos sellados."* Después de explicar que una diferencia entre el gen de terminal y los otros es que es unipolar, con genes en un solo lado de la misma, Muller deduce que *"... no se puede hacer que funcionen adecuadamente los unipolares por el simple procedimiento de romperlos y soltarlos de sus conexiones en un lado."* Para nombrarlos mejor, Muller acuñó el término de telómeros para este gen terminal utilizando el griego, quesignifica simplemente "parte final", reconociendo que en esta región del cromosoma pasaba algo raro con el trascurrir del tiempo.

Cuando en la década de 1970, se descubre los mecanismos de replicación del ADN, se averigua que se requiere un cebador de ARN para la iniciación de este proceso, pero que se puede perder. La pérdida de 10 ó 12 nucleótidos (o más, si el último cebador no está colocado en el final) en cada división celular, plantea problemas importantes para de larga vida de las células eucariotas multicelulares, especialmente en los seres humanos y posteriores generaciones. De hecho, según la "Teoría de la Marginotomy" de Olovnikov, la pérdida de

42

secuencias terminales resultantes del problema de replicación terminal,llevaría a la senescencia.

Si analizamos los telómeros con un microscopio de campo oscuro, vemos que los complejos de nucleoproteínas que físicamente protegen los extremos de los cromosomas eucariotas, tiene una larga y fascinante historia. El reciente resurgimiento de la biología de los telómeros nos llevó a recapitular esta historia para proporcionar antecedentes y el contexto de las investigaciones actuales que abordan cómo las plantas mantienen un genoma estable. Aunque muchos de los aspectos fundamentales de la biología de los telómeros fueron descubiertos por primera vez en ciliados u hongos, la investigación de los telómeros en Arabidopsis nos permite hacer preguntas básicas en un organismo multicelular con un desarrollo complejo y excelentes herramientas genéticas. Esta poderosa combinación de ventajas es sin igual en otros organismos utilizados en la biología de los telómeros. Un importante, pero menos tangible, beneficio es un sentido de continuidad de extender el trabajo en un campo que comenzó hace casi 70 años por Barbara McClintock, un campo que todavía es un reto, fructífero y gratificante.

Cuando en 1973, Alexey Olovnikov descubrió que los telómeros se van acortando con el tiempo porque no se replican por completo cuando la célula se divide, estaba encontrando la clave de la longevidad. Por lo tanto, conforme va envejeciendo, los telómeros se van acortando progresivamente.

Si examinara la punta del cromosoma cuando se produce la concepción en el útero, descubriría que un telómero tiene aproximadamente 15.000 bases a lo largo. Sus células comienzan a dividirse inmediatamente después de la concepción y sus telómeros se van acortando con cada división. Una vez que los telómeros se hayan reducido a unas 5.000 bases, fallecerá por causas propias de la vejez.

En 1984, Elizabeth Blackburn, Ph.D. y profesora de bioquímica y biofísica en la Universidad de California en San Francisco, descubrió que la enzima telomerasa puede alargar el telómero al sintetizar el ADN con un iniciador de ARN.

La experta, junto con Carol Greider y Jack Szostak, fueron galardonados con el Premio Nobel de Fisiología o Medicina en 2009 por haber descubierto cómo los telómeros y la enzima telomerasa protegen a los cromosomas. En la actualidad, se considera que el alargamiento de los telómeros es fundamental para explicar el proceso de envejecimiento y plantea la posibilidad no solo de desacelerarlo, sino también de revertirlo.

Cuando en 2009 se concedió el Premio Nobel de Medicina a Carol W. Greider, Jack W. Szostak y Elizabeth H. Blackburn por el descubrimiento de la telomerasa, nadie era consciente del enorme avance que ello suponía en los procesos de envejecimiento. Sin pretenderlo habían descubierto las bases de la eternidad o, al menos, de la gran longevidad y la salud. Además, diversos estudios posteriores pusieron de manifiesto la relación de la telomerasa con enfermedades hereditarias, incluidos ciertos tipos de *anemia aplásica* congénita, en las que las divisiones celulares insuficientes en las células madre de la médula ósea conducen a la anemia grave. Asimismo, la relacionaron con ciertas enfermedades hereditarias de la piel y los pulmones.

La misión de los telómeros, al estar situados en los extremos de los cromosomas, es variada: les protegen de posibles fusiones entre ellos, mantienen la forma idónea en los cromosomas y evitan la degradación de la parte interna y, como consecuencia, del ADN. Las células, en su conjunto, son viables gracias a sus extremos.

Hasta ahora se creía que el acortamiento de los telómeros era una fase esencial para el envejecimiento programado, y su acortamiento progresivo era tomado casi como una ley natural. No obstante, conforme se va produciendo este acortamiento, el proceso de división celular se realiza con mayor dificultad y el ADN no es replicado de manera completa. Aunque los telómeros no tienen información genética, participan en el reconocimiento de las lesiones del ADN.

La expresión de los genes en los cromosomas curados suele ser estable, por lo menos hasta la próxima generación.

Biología, estructura y función

Los telómeros contienen secuencias de ADN localizadas en los extremos lineales de los cromosomas de la mayoría de los organismos eucariotas y compensan la replicación del ADN incompleto en los extremos cromosómicos.

En la mayoría de las células procariotas, los cromosomas son circulares y por lo tanto no tienen extremos que pudieran sufrir una terminación prematura en la replicación. Un pequeño número de los cromosomas bacterianos (tales como los de *Streptomyces* y *Borrelia*) son lineales y poseen telómeros, pero son muy diferentes de los cromosomas eucariotas en estructura y funciones. En los organismos multicelulares eucariotas, la *telomerasa* está activa de forma perenne sólo en las células germinales, las *células madre* y ciertas células blancas de la sangre.

En las células de la sangre humana, la longitud de los telómeros varía desde 8.000 pares de bases en el nacimiento hasta 3.000 pares de bases con la edad y desciende hasta 1.500 en las personas de edad avanzada.

Cada vez que una célula se divide, una persona pierde un número variable de pares de bases en los extremos de los telómeros de la célula. No hay un número de divisiones celulares igual entre los seres humanos. Se calculan por término medio unas 2.000, dependiendo, como hemos dicho, de los telómeros, su longitud, energía e información disponible. Con los telómeros más cortos las células se vuelven senescentes, mueren o sufren daños genéticos que pueden causar cáncer.

Los telómeros, además de prevenir el deterioro de los extremos de los cromosomas, evitan que éstos se fusionen entre sí. Sin embargo, cada vez que una célula se divide, parte de la estructura de los telómeros se pierde (por lo general, de 25 a 300 pares de bases por división) y cuando los telómeros se hacen demasiado cortos, el cromosoma alcanza una longitud crítica y ya no se puede replicar. Esto significa que una célula envejece y muere por el proceso denominado *apoptosis*. El proceso se ve acelerado por la presencia de los radicales libres que se producen por el oxígeno, el cual, una vez dentro de las células, participa en la formación de energía y durante este proceso da lugar a moléculas tóxicas conocidas como *especies reactivas de oxígeno*. Los estudios *in vitro* han demostrado que los telómeros son altamente susceptibles al estrés oxidativo, causado por un desequilibrio entre la producción de oxígeno reactivo y la capacidad de un sistema biológico para detoxificar rápidamente los reactivos intermedios o reparar fácilmente el daño resultante. El ejercicio físico intenso y prolongado es uno de los mayores causantes de ello, además del estrés.

El acortamiento de los telómeros debido a los radicales libres explica la diferencia entre las pérdidas estimadas por división debido al simple problema de replicación (aproximadamente un acortamiento de 20 pb) y las tasas reales de acortamiento de los telómeros (50-100 pb) cuando acontece simultáneamente con la presencia de los radicales libres.

El desgaste de los telómeros en el transcurso de los ciclos celulares ocasiona un debilitamiento de los cromosomas, los cuales se vuelven inestables. Las células, al carecer entonces de la información vital, no son capaces de duplicarse, no se comunican con el resto y se apartan deliberadamente en un proceso de apoptosis o muerte celular programada. Paradójicamente, algunas células cancerosas reactivan la actividad de la telomerasa y favorece la proliferación de células malignas duplicadas.

La creencia general es que el acortamiento constante de los telómeros con cada replicación de las células puede desempeñar un papel decisivo en el envejecimiento y en la prevención del cáncer, ya que los telómeros actúan como una especie de retardo en el tiempo, evitando que se pierda la información genética vital que posee la célula después de las divisiones.

Sin telómeros, la parte principal del cromosoma –la zona distal que contiene los genes esenciales para la vida– se hace más corta cada vez que una célula se divide. Los telómeros permiten que las células se dividan sin perder los genes. Esta división es necesaria para que crezca la nueva piel, la sangre, los huesos y otras células, cuando sea necesario.

Cuando se acortan los telómeros, los extremos de los cromosomas podrían perderse y degradar el mapa genético de la célula, lo que haría que la célula funcionara mal, anárquicamente, y podría derivar en un cáncer y producir la muerte. Cuando se produce dicha pérdida de los cromosomas, y debido a que un ADN roto es peligroso, la célula tiene la capacidad de detectar el daño cromosómico y repararlo. Esto ocurre habitualmente, pero con el paso de los años la reparación no es completa y el deterioro celular es notorio.

No obstante, la célula, en su intento por sobrevivir, trata de reparar el daño o de adaptarse, ya que, de no hacerlo, con el tiempo no podría dividirse y moriría, y con ella la información que contiene. Es como si un programa informático careciera de datos correctos o de algunos de los datos iniciales, o como si el procesador funcionase defectuosamente.

Acortamiento y alargamiento de los telómeros

Cuando se efectúa una copia celular, la maquinaria molecular para reproducir los cromosomas -para que cada célula tenga una copia- no puede alcanzar los extremos. Ésta es inherentemente una deuda imposible de pagar, e implica que cualquier material genético al final de un cromosoma con información significativa para la célula, se perderá.

Los telómeros impiden que pase esto y mantienen los tres ladrillos que constituyen el ADN: timina, citosina y guanina.

Por consiguiente, y aunque la reducción del ADN con cada división no es significativa, por lo menos hasta que se alcance cierto límite, cuando los telómeros se quedan cortos, aparecen problemas asociados con el envejecimiento: las células alcanzan un punto donde interpretan como daño irreparable el acortamiento de los telómeros, y reaccionan impidiendo que el tejido se regenere.

Cuando una célula se divide los telómeros también se reproducen, pero primero es la división y luego los telómeros, lo que contribuye a la reducción de los telómeros y las proteínas asociadas en este proceso.

Los telómeros se acortan en parte debido a un problema final de replicación que se muestra solamente en el ADN en las células eucariotas. Estas células están rodeadas, protegidas, de una membrana celular y contienen el material hereditario, y no existen más datos que aquellos que contienen las células en su núcleo.

La replicación del ADN no comienza en un extremo de la cadena sino en el centro. En ese momento, secuencias cortas de ARN actúan como iniciadoras en la cadena un poco más adelante de donde comenzó la replicación y, así, la enzima *ADN polimerasa* puede empezar la replicación en ese punto y llegar al final del sitio de iniciación. Esto causa la formación de *fragmentos de Okazaki*, cadenas cortas de ADN recién sintetizadas en la hebra discontinua, mientras que se adjuntan más cebadores de ARN y forman una nueva cadena de ADN. Finalmente, el último cebador de ARN se une y sella los huecos entre los fragmentos de Okazaki. Con el fin de transformar el ARN en ADN, debe haber otra cadena de ADN en frente del cebador de ARN. En última instancia, el ARN es destruido por enzimas que degradan cualquier ARN que quede en el ADN. Así, una sección del telómero se pierde durante cada ciclo de replicación en el extremo de la hebra retardada.

Nuestro organismo se defiende, pues no le gusta el envejecimiento, y las bacterias eliminan ADN usando cromosomas circulares, y sólo las copias al final se enfrentan al problema.

El descubrimiento de repeticiones simples en los extremos de los cromosomas de levadura, confirmó que los extremos de los cromosomas eucarióticos más grandes tenían una estructura similar. Presumiblemente, estas simples repeticiones de alguna manera defienden a los cromosomas contra el problema de la replicación terminal y otras agresiones a su integridad.

Uno de los más sorprendentes avances en la estructura de los telómeros fue el descubrimiento de que con la ayuda de la TRF2, una proteína de unión al ADN de los telómeros, puede ayudar a ocultar el extremo de la molécula y evitar el daño al ADN.

El ADN telomérico se recubre con proteínas especializadas para proteger el terminal del cromosoma y la ruptura de la doble cadena. Debido a que una función clave de los telómeros es evitar que los extremos de los cromosomas naturales formen asociaciones de extremo a extremo, la presencia de estas proteínas de reparación del ADN contribuye a la estabilidad del genoma, actuando como centinelas para vigilar la integridad de la tapa de los telómeros. Sin embargo, con frecuencia estas mismas proteínas de de reparación del ADN pueden ser reclutadas para los telómeros debido a su parecido con roturas de la doble hebra, y actúan inhibiendo las vías de reparación, en lugar de activarlas.

Longevidad

Los interesados en la prolongación del promedio de la vida humana, cifrado todavía en los 79-85 años de edad, promueven la idea de alargar los telómeros en las células a través de su activación temporal mediante la *telomerasa* y otras drogas, aunque los expertos en medicina natural aseguran que ya manejan desde hace muchos años productos naturales con el mismo fin y resultado. Ambos razonan que prolongar la vida humana es factible y necesario, aunque ello obligaría a cambiar los presupuestos del Estado, las pensiones y la edad de jubilación, así como a habilitar un nuevo mundo dedicado al ocio de las personas mayores.

Sin embargo, hay varias cuestiones que aún deben ser aclaradas. En primer lugar, no está comprobado que baste simplemente con alargar los telómeros para prolongar la vida; hay otros factores que deben ir unidos. Al mismo tiempo, lo que sí parece cierto es que el acortamiento de los telómeros lleva al envejecimiento. Otras investigaciones realizadas sobre las aves marinas más longevas indican que el alargamiento de los telómeros aumenta su calidad y años de vida, pero es más eficaz en las primeras fases del envejecimiento.

Otro estudio demostró que la causa del menor tiempo de vida

en los animales clonados coincidía precisamente con un acortamiento de sus telómeros.

Un estudio realizado con la especie de gusano nematodo*Caenorhabditis elegans* indica que existe una correlación entre el alargamiento de los telómeros y una vida útil más larga. Cuando se les analizó junto con otro grupo de gusanos que diferían en la cantidad de la proteína HRP-1 producida por sus células, se comprobó que aquellos que disponían de los telómeros más largos vivían un promedio de 24 días, un 20% más que los gusanos normales. Pronto se desarrollaron técnicas para extender los telómeros en las células tisulares, con resultados satisfactorios.

No menos interesante es la hipótesis de que hay un paralelismo entre la supresión del tumor canceroso y la capacidad de reparación de los tejidos, por lo que el alargamiento de los telómeros podría retardar el envejecimiento y mejorar las enfermedades tumorales.

Según las personas galardonadas con el Premio Nobel de Medicina de 2009, "hay evidencias científicas que muestran que, en el caso de las células, la telomerasa es suficiente para hacer una célula inmortal; es la fuente de la inmortalidad".

En 2008, el Dr. Dean Ornish, del Instituto de Medicina Preventiva de Sausalito y la Universidad de California en San Francisco, realizó un estudio en 30 hombres con bajo riesgo de cáncer de próstata y los cambios en los telómeros según su estilo de vida. A los hombres se les pidió realizar varios cambios de estilo de vida, incluyendo asistir a un retiro de tres días, comer una dieta baja en azúcares refinados y rica en alimentos integrales, frutas y verduras, con sólo el 10% de calorías derivadas de la grasa, y la participación en varias otras actividades, como el ejercicio aeróbico moderado, técnicas de relajación y ejercicios de respiración. Los niveles de telomerasa se midieron al inicio del estudio, y de nuevo después de 3 meses. Los investigadores descubrieron que, en los 24 participantes con datos suficientes para el análisis, la telomerasa en la sangre se había incrementado en un 29%. ¿Qué habría pasado si la buena calidad de vida se hubiera prolongado durante años?

Los autores comentan que "Las implicaciones de este estudio no se limitan a los hombres con cáncer de próstata.
Cambios globales del estilo de vida puede provocar mejoras en la telomerasa y los telómeros que pueden ser beneficiosos para la población en general". En una nota, los autores señalan la relación entre los cambios del estilo de vida y el aumento de la actividad de la telomerasa.
Los datos obtenidos se resumieron como una "asociación significativa, en lugar de hablar de causalidad", a la espera de que se completen estudios más amplios.

Medición de los telómeros

Actualmente se emplean varias técnicas para evaluar la longitud promedio de los telómeros en las células eucariotas. El método más ampliamente utilizado es el de medir los fragmentos de restricción terminales (TRF), lo que implica la utilización de un elemento radiactivo y un oligonucleótido sonda. Otro método, denominado Q-FISH, consiste en la aplicación de un compuesto fluorescente *in situ*.

El *flow-FISH* es una adaptación de la técnica Q-FISH, y utiliza un *citómetro* de flujo para medir la fluorescencia media de una población de células, lo que reduce los requisitos de mano de obra y aumenta la reproducibilidad. La citometría de flujo es una técnica de análisis celular que implica medir las características de dispersión de luz y fluorescencia que poseen las células cuando se las hace pasar a través de un rayo de luz.

El análisis ESTELA fue desarrollado en 2003 por Duncan Baird. Esta técnica proporciona una resolución mucho más alta que las anteriores técnicas de análisis de la longitud del telómero. Debido a que se pueden utilizar cromosomas específicos, las investigaciones pueden dirigirse a determinados extremos de los telómeros. Esto es algo que no es posible con el análisis TRF.

Sin embargo, los telómeros mayores de 25 Kb no pueden

ampliarse y hay un sesgo hacia los telómeros más cortos. Esto puede ser problemático cuando se analizan las líneas celulares con telómeros grandes y heterogéneos, mayores de 50 Kb.

Telómeros y envejecimiento

En la concepción, nuestros telómeros empiezan con 15.000 pares de bases. Al nacer, el embrión se divide tantas veces que el telómero puede acabar con unos 10.000 pares de bases. Durante el resto de nuestras vidas perdemos otros 5.000 pares de bases, y cuando bajan a 3.000-5.000 la mayoría de nosotros ya estamos muertos. Cuando los telómeros se vuelven muy cortos, críticamente cortos, las células no pueden dividirse más y se vuelven senescentes y mueren.

Se ha demostrado que el estrés acorta los telómeros. También los radicales libres los acortan, y, por tanto, disminuyen la longevidad celular. Los pacientes con telómeros más cortos en sus células inmunológicas tienen el doble de riesgo de morir de enfermedad cardiovascular que los pacientes con telómeros más largos. Las personas de 100 años con buen estado de salud tienen telómeros significativamente más largos que aquellas que tienen problemas de salud.

Los *leucocitos* tienen cierta preferencia por los telómeros largos, por lo que han sido considerados como un marcador del envejecimiento biológico.

La longitud de los telómeros está determinada de forma predominantemente genética (los telómeros son más largos en las personas de padres longevos), pero existen otros determinantes conocidos: la edad (los telómeros son más cortos en las personas mayores) y el sexo (son más cortos en los hombres, probablemente debido a que los telómeros se desgastan más rápidamente en los hombres que en las mujeres, posiblemente por la emisión del semen.

Las pruebas sugieren que unos niveles elevados de *estrés oxidativo* y las inflamaciones aumentan aún más el acortamiento.

Algunas especies de larga vida, como los seres humanos, tienen los telómeros mucho más cortos que especies como los ratones, que viven sólo unos pocos años. Nadie sabe aún por qué, pero es evidente que los telómeros por sí solos no determinan la supervivencia global.

En un estudio se encontró que al separar a las personas en dos grupos en función de la longitud del telómero, los que poseen telómeros más largos viven 5 años más que aquéllos con telómeros más cortos. Esto sugiere que se podría aumentar la vida útil y la supervivencia global mediante el aumento de la longitud de los telómeros. El problema es que incluso las personas con telómeros más largos siguen experimentando acortamiento de los telómeros con la edad. ¿Cuántos años pueden ser agregados a nuestra vida si seguimos manteniendo la longitud de los telómeros? Los investigadores creen que 10 años y tal vez 30 años más de la edad media. Si a este efecto sumamos una vida saludable, se calcula que al menos se podría prolongar la vida hasta 50 años de promedio. Ya estamos cerca de los 120 años de vida prometidos.

Una vez que una persona es mayor de 60 años, el riesgo de muerte se duplica con cada 8 años de edad. Así, a los 68 años de edad, tiene el doble de probabilidad de morir dentro de un año, en comparación con alguien de 60 años de edad. No obstante, aunque las personas mayores tienen un mayor riesgo de muerte, sólo un 6% de dicho riesgo se debe únicamente a la edad cronológica. La longitud del telómero y el sexo, además de la calidad de vida y los factores psicológicos, constituyen los factores principales.

Otras de las causas principales del envejecimiento son el estrés oxidativo, el daño ocasionado al ADN por la carencia de aminoácidos, y las grasas saturadas. Estos efectos oxidativos se producen normalmente cuando respiramos, y también como resultado de inflamaciones, infecciones, y del consumo de alcohol y tabaco. En un estudio, en el que se emplearon sustancias naturales que neutralizan los oxidantes, la vida útil y la supervivencia aumentaron un promedio del 44%.

Otro factor de envejecimiento es la glicación o reacción de Maillard, que puede alterar al ADN. El problema se agrava a medida que envejecemos, pues con el paso del tiempo la glicación puede hacer que los tejidos del cuerpo funcionen mal, lo que puede derivar en la enfermedad y la muerte. Esto puede explicar por qué, según indican los estudios, restringir la ingesta de calorías prolongaría la vida útil.Cuanta más recursos energéticos empleemos en el metabolismo de los alimentos, menos longevidad.

Por tanto, si sumamos el estrés oxidativo, la glicación, el acortamiento de los telómeros y la edad cronológica –junto con varios genes–, ya tenemos la causa del envejecimiento. Además, también habría que considerar el convencimiento de que todos acabaremos envejecidos y que éste es un proceso irreversible y no deseado. Envejecemos, podríamos decirlo así, porque estamos seguros que así debe ser.

Con este pensamiento programamos a nuestras células para el deterioro.

El genetista Richard Cawthon y sus colegas de la Universidad de Utah (EE. UU.), también han encontrado telómeros más cortos que se asocian con vidas más cortas. Entre las personas mayores de 60 años, aquéllos con telómeros más cortos eran 3 veces más propensos a morir por enfermedad cardíaca y tenían 8 veces mayor probabilidad de morir de enfermedades infecciosas.

Aunque el acortamiento de los telómeros se ha relacionado con el proceso de envejecimiento, no se sabe todavía si los telómeros más cortos son sólo un signo de envejecimiento – como el pelo gris– o si, en realidad, contribuyen al envejecimiento. No obstante, lo que se sabe con certeza es que si se conserva su longitud el proceso de envejecimiento se detiene y puede ser reversible.

Envejecimiento celular

Si miramos dentro de cada una de nuestras células, encontramos que tienen 23 pares de cromosomas y en cada cromosoma observamos una estructura en forma de doble hélice que es el ADN, formado a su vez por proteínas. Aquí es donde se encuentra la información genética que se transmite de padres a hijos y que determina el aspecto físico, pero también la predisposición a padecer enfermedades.

En la etapa de crecimiento, nuestro cuerpo va construyéndose y reparándose más rápidamente de lo que se destruye. Posteriormente, hay un equilibrio entre el desgaste y la reparación, y después la recuperación es más lenta que el desgaste, aunque depende mucho del estado físico anterior. El conjunto de sistemas orgánicos (digestivo, respiratorio, urinario, genital y cardiovascular) entra en una disfunción, y la eliminación de las células dañadas supera a la proliferación de células nuevas.

Con todo ello, en el envejecimiento el organismo entra en una fase de adaptación, y los órganos y sistemas vitales reciben una ayuda extra, pero a costa del abandono parcial de las partes no vitales. Se dedica más energía y oxígeno a los órganos vitales que a los no vitales, como la piel, el pelo o la vesícula biliar, por ejemplo. Las situaciones de estrés moderado ayudan a mejorar la salud, mientras que cuando el estrés es intenso y continuado la sobrecarga impide que esos órganos y sistemas desempeñen la función que les corresponde, con lo que comienza a declararse la enfermedad funcional y posteriormente la tisular.

Sin embargo, en teoría, incluso entonces el proceso es reversible, siempre y cuando el organismo siga disponiendo de la información que necesita. Ahí es donde entran los telómeros restaurados situados en la parte final del cromosoma, que seguirán disponiendo de un ADN correcto. Estas zonas, constituidas por secuencias de ADN altamente conservadas y con proteínas asociadas que tienen funciones importantes, proporcionan principalmente la protección, replicación y estabilización de la parte distal del cromosoma.

Cuando los telómeros alcanzan un tamaño crítico tienen dificultades para separarse durante la mitosis, lo que genera asociaciones teloméricas e inestabilidad cromosómica, fusiones y pérdidas. Las células con dicha inestabilidad cromosómica estarían relacionadas con un aumento en la probabilidad de producir errores capaces de generar cambios genéticos de importancia que producirían un desarrollo anormal o neoplásico. De continuar, se produce incapacidad para dividirse, para sobrevivir, lo que conlleva la apoptosis o muerte celular. Con frecuencia, estas células carentes de la información adecuada entran en lo que podríamos considerar como un estado de locura y se convierten en malignas.

Involucradas en este proceso están las proteínas TRF2 y POT1, las cuales pueden desempeñar un papel crucial en la reparación del ADN. Ambas son parte de un complejo de proteínas llamado *shelterin*. Se unen específicamente a los telómeros y protegen los extremos de los cromosomas para que no sea dañado el ADN.

Cuando hay una ruptura en un cromosoma o cuando los telómeros se acortan, la célula activa una respuesta, deja de dividirse y reasigna recursos para reparar el ADN, empleando varios mecanismos. Una de estas vías trata de restaurar la doble cadena rota, para lo cual busca un ADN monocatenario, que sea capaz de formar un solo hilo.

Esta serie de eventos pueden ocurrir en cualquier lugar del cromosoma, pero la reparación del daño en el ADN debe ser una respuesta específica en los telómeros dañados y depende, en gran medida, de las vías de señalización de la respuesta al daño en el ADN. La única forma de realizarlo es mediante el uso de los telómeros.

¿Por qué los telómeros se acortan cada vez que una célula se divide?

Antes de que una célula comience a dividirse, los cromosomas se duplican en su interior, de manera que cada una de las dos nuevas células contenga un material genético idéntico. Un cromosoma con dos hebras de ADN debe descansar y separarse. En ese momento, una enzima (ADN polimerasa) empieza a producir dos nuevas hebras de ADN, lo que se consigue con la ayuda de pequeños fragmentos de ARN. Cuando cada nueva cadena se ha completado, resulta un poco más corta que la cadena original porque se necesitaba espacio para ese pequeño fragmento de ARN. Es como el espacio que ocupa el barnizador cuando está reparando el suelo.

¿Hay algo que contrarreste el acortamiento del telómero?

Para evitar este acortamiento, el cuerpo elabora una enzima llamada *telomerasa*, que añade bases a los extremos de los telómeros. En las células jóvenes, la telomerasa mantiene los telómeros a salvo de un desgaste prematuro; pero, a medida que las células se van dividiendo sucesivamente, va faltando telomerasa, de modo que los telómeros se acortan y comienza el envejecimiento de las células.

La telomerasa se mantiene activa en el esperma y los ovarios, y se transmite de una generación a la siguiente. Si las células reproductivas no tuvieran la telomerasa para mantener la longitud de sus telómeros, cualquier organismo con estas células pronto se extinguiría. Las células normales de la epidermis humana también presentan actividad telomerasa.

Telómeros y cáncer

Cuando una célula empieza a convertirse en cancerosa, se divide con mayor frecuencia y sus telómeros se acortan cada vez más, lo que finalmente ocasiona la muerte. Sin embargo, con frecuencia las células cancerosas intentan evitar su muerte mediante la activación de la enzima telomerasa, que impide que los telómeros sigan acortándose.

Los estudios han encontrado telómeros reactivados en muchos tipos de cáncer, incluyendo el de páncreas, hueso, próstata, vejiga, pulmón, riñón, y de cabeza y cuello. La medición de la telomerasa puede ser una nueva forma de detectar el cáncer.

De esta forma, se establece la paradoja de que el

alargamiento de los telómeros puede tanto alargar la vida como prolongar el cáncer. Éste es el campo en el que se mueve ahora la biología molecular, realizando una selección de las células perjudiciales y reprimiendo la acción de la telomerasa en dichas células para detener el cáncer, mientras que aumenta su producción en las células sanas. El bloqueo indiscriminado de la telomerasa podría perjudicar la fertilidad, la cicatrización de heridas y la producción de células sanguíneas y del sistema inmunológico. Por eso debemos aclarar que la telomerasa no induce el cáncer. Es más, en enfermos que padecen una disminución drástica de la telomerasa, se encuentran más casos graves de cáncer.

Las células cancerosas –como cualquier otra– requieren de un mecanismo para mantener su ADN que les permita continuar dividiéndose indefinidamente. La elongación del telómero o su mantenimiento es uno de los pasos claves en la inmortalización celular y puede ser utilizado como un marcador de diagnóstico en la clínica, pues la telomerasa se activa en aproximadamente el 90% de los tumores.

Los estudios han demostrado que los telómeros en el cáncer pueden servir tanto para limitar el crecimiento del tumor, al promover células sanas, como para activar la tumorigénesis (crecimiento del tumor), dependiendo del tipo de célula y del contexto genómico. No obstante, insistimos, en un individuo sano sin células cancerosas, la telomerasa es siempre un factor de salud y longevidad.

Del mismo modo que el acortamiento de los telómeros en los seres humanos puede inducir el envejecimiento al quedar bloqueada la división celular, también parece prevenir la inestabilidad de los genes y el desarrollo del cáncer en humanos, especialmente cuando hay células envejecidas, al limitar el número de divisiones celulares. Sin embargo, el 5-10% de los cánceres humanos no responden ni al bloqueo ni a la extensión de los telómeros.

Las células somáticas (aquellas que permiten el crecimiento de los tejidos y órganos) gradualmente van perdiendo telomerasa y secuencias teloméricas como resultado de la replicación incompleta. Conforme los telómeros humanos se van acortando, con el tiempo las células llegan al límite de su capacidad replicativa y se declara el progreso en la senectud.

Las células entran en crisis por los graves reordenamientos cromosómicos y la inestabilidad del genoma, y la gran mayoría de ellas mueren. Algunas sobreviven y consiguen ser inmortalizadas a través del alargamiento de los telómeros mediante la telomerasa o el ALT, una enzima que se encuentra en mayores cantidades en el hígado. Gracias al mantenimiento de los telómeros por la telomerasa y al ALT, se podrían conseguir mejores resultados.

¿Cuáles son las perspectivas de la esperanza de vida humana?

La esperanza de vida humana ha aumentado considerablemente desde el año 1600, cuando el promedio de vida era de 30 años, aunque hay que tener en cuenta las numerosas guerras y epidemias que mermaron el promedio de vida. Algunos científicos creen que la esperanza media de vida seguirá aumentando, y la media ya está cercana a los 90 años en las personas que llevan un tipo de vida saludable. Con los datos disponibles, además del estudio sobre los telómeros, la gente quizá pueda superar los 120 años de vida y bastantes más.

Enfermedades relacionadas

Disqueratosis cengénita

Causada por mutaciones en el gen de TERT, identificándose al menos 18 mutaciones relacionadas con esta enfermedad. Este trastorno se caracteriza por cambios en la coloración de la piel, manchas blancas dentro de la boca (leucoplasia oral), con uñas de manos y pies anormalmente formadas (distrofia ungueal). Los afectados tienen un mayor riesgo de desarrollar cáncer,fibrosis pulmonar y anemia aplásica (insuficiencia de la médula ósea). Las mutaciones interfieren con la función de la telomerasa, y cuando las células se dividen son especialmente vulnerables a estos efectos.

Fibrosis pulmonar idiopática

Se han identificado 23 mutaciones en el gen de TERT en personas con la enfermedad pulmonar progresiva o fibrosis pulmonar idiopática, incluso en los casos de fibrosis pulmonar familiar.

Cuando los telómeros acortados forman parte de células de crecimiento rápido, como las que recubren el interior de los pulmones, mueren prematuramente.

Es posible que las mutaciones en el gen de TERT aumenten el riesgo de desarrollar fibrosis pulmonar idiopática de una persona, y luego la exposición a ciertos factores ambientales puede desencadenar la enfermedad.

CAPÍTULO 7

TELOMERASA

La telomerasa, también llamada *telómero terminal transferasa*, es una enzima producida por una proteína y por subunidades de ARN que se inserta mediante la adición de secuencias de cromosomas TTAGGG al final de los cromosomas existentes. Esta *polimerasa* (complejo ribonucleoproteico) se encuentra en los tejidos fetales, en las células germinales y en las células tumorales y su función es proteger los extremos terminales de los cromosomas.

La actividad de la telomerasa está regulada durante el desarrollo embrionario y tiene una muy baja actividad, casi indetectable, en otras partes de las células somáticas. Estas células constituyen la mayoría de las células de nuestro cuerpo y contienen toda la información genética de un individuo, pero debido a que no suelen utilizar la telomerasa, estas células somáticas envejecen y, con ellas, el organismo en su conjunto. Si se activa la telomerasa en una célula, ésta continuará creciendo y dividiéndose.

Esta teoría de la célula inmortal es la más importante, tanto en el envejecimiento como en el cáncer y quizá todo radique en que el gen de la telomerasa esté inactivo la mayor parte del tiempo y por ello los telómeros se acortan con el envejecimiento. Al tratarse de una enzima que mantiene la longitud de los telómeros en las células germinales y las células madre, también actúa en las células cancerosas.

La telomerasa (una transcriptasa inversa), con su contenido en ARN que sintetiza el ADN de los telómeros mediante transcripción inversa, permanece activa durante la replicación del ADN y se cree que desempeña un papel esencial en la proliferación y aparente inmortalidad de las células en las que está presente. En las células que carecen de telomerasa, los telómeros de los cromosomas se acortan y, finalmente, desaparecen con las divisiones celulares repetidas. Por ello, la inhibición de la telomerasa de forma selectiva está siendo investigada como método para matar células cancerosas, evitando que proliferen.

La mayoría de los organismos poseen telómeros originados de muchas copias de repeticiones cortas y sencillas, y aunque la secuencia exacta varía de un organismo a otro, las características generales son las mismas.

Un organismo puede albergar 20.000 telómeros y la información para guiar la síntesis en las repeticiones pasó a llamarse telomerasa, una transcriptasa inversa (una enzima de tipo ADN-polimerasa, que tiene como función sintetizar ARN de doble cadena). La telomerasa lleva su propia plantilla de ARN que es utilizado para la replicación del ADN.

¿Cómo reaccionan los telómeros por la telomerasa?

Una predicción importante es que los organismos deben contener plantillas específicas en el ARN de la telomerasa, dirigiendo así la adición de repeticiones teloméricas sobre el final del cromosoma.

Localización

La mayor actividad de telomerasa la poseen las células embrionarias y las células germinales masculinas (células reproductivas, óvulos y esperma). Los óvulos son inusuales, pues no se dividen después del nacimiento, pero el esperma se genera continuamente y sus telómeros nunca se vuelven cortos.

En concreto, sólo en células proliferativas de tejidos que necesitan una gran renovación, nos podremos encontrar una cierta actividad telomerasa:

- Células madre hematopoyéticas
- Linfocitos activados (sistema inmunitario)
- Células basales de la epidermis

- Endometrio proliferativo
- Células de las criptas intestinales.

Las células madre son células somáticas especializadas, tienen una cierta actividad telomerasa y sus telómeros permanecen más largos que los de las células ordinarias somáticas; pero también envejecen, sólo que no tan rápido.

Función de la telomerasa

La función principal de esta ribonucleoproteína es sintetizar las secuencias repetitivas de los telómeros, estabilizando así la longitud de los mismos, siendo responsable de la extensión y el mantenimiento del telómero. Al activar bases en los extremos de los telómeros, y como resultado de esta actividad, las células parecen poseer una especie de teórica inmortalidad. Sin embargo, se ha comprobado que las células humanas en cultivo se dividen un máximo de unas 50-60 veces según el número de Hayflick; a partir de ahí, cesa la división celular y entran en una fase de parada de crecimiento llamada *senescencia* o *envejecimiento*. Esto sugiere que existe un número determinado de duplicaciones celulares codificado en la información genética y que determina el máximo de prolongación de vida de cada individuo.

El acortamiento de los telómeros, debido principalmente a la incompleta replicación del ADN y a la ausencia de telomerasa, que es la encargada de reparar dichos telómeros, ocasionaría la fusión de los cromosomas. Sin embargo, la causa fundamental de la terminación de la replicación de las células, el fallo que ocasiona el acortamiento de los telómeros, está determinado por la proteína TRF2, cuya disfunción ocasiona inestabilidad y aberraciones cromosómicas, así como daños en el ADN. Además, el daño de un telómero se transmite a los otros.

Cuando el telómero se acorta y va llegando a su longitud final, los genes responsables del envejecimiento se ponen en contacto con el telómero y se activan, provocando el envejecimiento. Si consiguiéramos mantener la longitud de los telómeros e incluso aumentarla, se podría lograr que las células se dividieran una media de 93 veces. Esto podría traducirse en un aumento dela expectativa de vida de un 50%, lo que en los humanos significaría unos 120-135 años de vida.

Después de cada replicación celular los telómeros se acortan. En ese momento es cuando debe actuar la enzima telomerasa, que tiene como función reponer la secuencia de ADN. Para ello emplea una plantilla de ARN de una parte de su molécula, pero con el tiempo pierde esta propiedad. La pérdida de actividad de la telomerasa tiene como consecuencia el acortamiento de los telómeros y, por tanto, ocasiona el acortamiento de la vida celular, es decir, está directamente relacionada con el envejecimiento y las enfermedades asociadas. De esta manera, podríamos considerar a la telomerasa como la enzima que confiere longevidad a las células, manteniendo su vitalidad y capacidad para duplicarse de forma completa, sin perder información vital.

La actividad de los telómeros se ve afectada esencialmente por la erosión y la duplicación celular. La erosión se produce cada vez que una célula se divide y determina la producción y actividad de la telomerasa. Esta enzima, con actividad polimerasa, replica los ácidos nucleicos cruciales para la mitosis o duplicación celular, y para la transmisión de la información contenida en el ADN. Calvin Harley y Jerry Shay demostraron que, al agregar telomerasa a las células humanas en cultivo, se extendía la supervivencia global de las células proliferativas, ignorando el límite de Hayflick o número de duplicaciones que puede sufrir una célula eucariota antes de entrar en senescencia.

Parece demostrado que, ya desde nuestro nacimiento, los telómeros comienzan un lento declive en su longitud a causa de numerosos factores y carencias nutricionales. Cuando la longitud alcanza cierto límite, se interrumpe la mitosis, quedando esas células en un estado inerte, sin posibilidad de cumplir sus funciones habituales. Aunque la telomerasa es la enzima natural que promueve la reparación de los telómeros, no está activa en la mayoría de las células. Curiosamente se encuentra muy activaen los folículos pilosos y en el 90% de las células cancerosas. La caída del cabello, por tanto, sería una de las señales de envejecimiento.

Las acciones de la telomerasa son necesarias porque, durante la replicación, la *ADN polimerasa* sólo puede sintetizar ADN en una dirección, lo cual sólo se puede hacer mediante la adición de polinucleótidos a un cebador de ARN, que ya ha sido colocado en varios puntos a lo largo de la longitud del ADN. Esta sustitución de los cebadores de ARN no es un problema en los orígenes de replicación dentro del cromosoma, porque la ADN polimerasa puede utilizar un tramo anterior de ADN como plantilla para la reposición de la secuencia anterior en el extremo terminal del cromosoma. Sin embargo, la ADN polimerasa no puede sustituir el cebador de ARN. Sin telómeros en el extremo del ADN, la secuencia genética en el extremo del cromosoma se elimina y el cromosoma se hace más corto en repeticiones subsiguientes. El telómero evita este problema mediante el empleo de un mecanismo diferente para sintetizar ADN en este punto, preservando así la secuencia en el terminal del cromosoma. Esto evita el deshilachado cromosómico.

Los telómeros permanecen alargados por las telomerasas y parte de un subgrupo de proteínas especializadas conocidas como TERT, que están involucradas en su síntesis. Sin embargo, debido a los mecanismos de replicación del ADN, así como al estrés oxidativo, y porque la expresión de TERT es muy baja en muchos tipos de células humanas, los telómeros de estas células se contraen un poco más cada vez que una célula se divide, aunque en otros compartimentos celulares que requieren la división celular extensa, tales como las células madre y ciertas células blancas de la sangre, el TERT se expresa en niveles más altos y el acortamiento de los telómeros se impide parcial o totalmente. Además de su componente de proteína TERT, la telomerasa también contiene una pieza de plantilla de ARN conocida como TER o TR (porción de ARN de la telomerasa).

Si los telómeros se acortan demasiado, potencialmente se desarrollará una presunta estructura cerrada. Se cree que la célula detecta este cambio (desoperculación) como un daño del ADN y entra en un proceso de senectud, detención del crecimiento o *apoptosis*, dependiendo del fondo genético de la célula. Dado que este daño no puede ser reparado en las células somáticas normales, la célula puede incluso entrar en apoptosis. Muchas enfermedades relacionadas con el envejecimiento están vinculadas al acortamiento de los telómeros, y los órganos afectados se deterioran a medida que van muriendo sus células o, simplemente, cuando entran en la senescencia celular.

Un estudio publicado en el 3 de mayo de 2005 por la American Heart Association Journal, encontró que el aumento de peso y la resistencia a la insulina, se correlacionaban con un mayor acortamiento de los telómeros en el tiempo.

Envejecimiento y telomerasa

Leonard Hayflick en los años 60, insistió en que las células humanas normales tenían una vida finita. Después de aproximadamente 50 divisiones celulares, la población entraba en una fase de senescencia, donde se detiene la mitosis. Olovnikov en 1973, sugirió que este lapso de vida finita podría resultar del material genético que se pierde en el problema de replicación terminal. El posterior descubrimiento de la telomerasa y su capacidad para replicar los confines del cromosoma, sugirió que la enzima no era activa en estas células mortales. Esta conjetura fue finalmente validada por una encuesta en 22 poblaciones de células humanas mortales que encontró que ninguna de ellos tenía la actividad telomerasa detectable, mientras que el 98 de 100 de las inmortales expresaban telomerasa, tal y como se reafirmó en 1994.

En la mayoría de tipos de células, la telomerasa es ya sea indetectable o activa a niveles muy bajos.Sin embargo, la telomerasa es muy activa en las células que se dividen rápidamente, como las células que recubren los pulmones y el tracto gastrointestinal, las células en la médula ósea y células del feto en desarrollo. La telomerasa permite que estas células se dividan muchas veces sin llegar a ser dañadas o entrar en apoptosis.

El trabajo dirigido por Cal Harley en la Universidad McMaster también apoyó la conexión entre la longitud de los telómeros y el envejecimiento celular, primero mediante la demostración de que el ADN telomérico se acorta in vitro y luego al mostrar que la longitud de los telómeros en fibroblastos es un buen predictor de su capacidad para replicarse in vitro. Esta hipótesis de los telómeros en el envejecimiento, recibió apoyo unos pocos años después con la demostración de que el gen de TERT (la telomerasa transcriptasa inversa), proporciona instrucciones para la fabricación de un componente de la telomerasa, el cual puede ser suficiente para conferir una capacidad enormemente extendida para la división celular y, posiblemente, la inmortalidad.

El estudio de las células cancerosas y su limitada capacidad para la proliferación celular sin esta enzima, sugirieron que podría ser un objetivo útil para medicamentos contra el cáncer.

En los órganos humanos que dependen de la capacidad continuada para proliferar a lo largo de nuestras vidas (epitelio de la piel, mucosa intestinal, etc.), la telomerasa se expresa, pero en la mayoría de los tejidos somáticos, sin embargo, la telomerasa es generalmente indetectable y los telómeros se acortan con la edad.

Las correlaciones entre los telómeros cortos en las células blancas de la sangre y el aumento de la mortalidad humana y la enfermedad cardiovascular, son notorias, aunque no está claro si los telómeros cortos son una causa o un efecto (o ninguno).

En seguro que nuestra supervivencia como especie depende vitalmente de la telomerasa, sin embargo, la enzima es activa en la línea germinal, asegurándose de que nuestra descendencia herede un genoma completo.

Si la telomerasa es esencial para la replicación completa de los cromosomas, entonces la pérdida de esta actividad debe tener consecuencias desastrosas tanto para el genoma, como para el organismo en su conjunto. Predicción que fue verificada in vivo en ratones.

En ausencia de telomerasa, los telómeros se acortan en cada generación y mientras que las primeras generaciones eran relativamente sanas y fértiles, después de cinco generaciones, los defectos de desarrollo eran evidentes en los órganos con una alta capacidad de regeneración celular. A partir de la quinta generación, las células germinales masculinas eran menos abundantes, y en la sexta generación, hubo una pérdida completa de la espermatogénesis. Los testículos de los ratones de la sexta generación pesaban sólo el 20% de los testículos comparativos, con una disminución notoria en las células de espermatogénesis altamente proliferativas.

La línea germinal femenina era funcional en una generación más, pero también se derrumbó, y se produjeron ratones de telomerasa nula en la séptima generación. Esos ratones también mostraron problemas con la hematopoyesis, y una capacidad reducida para responder a tensiones tales como la cicatrización de heridas.

La aparición de estas anormalidades se correlacionó con la aparición de fusiones cromosómicas y los análisis revelaron la inestabilidad del genoma, aparentemente provocado por la fusión de los extremos de los cromosomas.

La investigación actual se centra en gran medida en las interacciones entre los telómeros y los componentes de la replicación del ADN, la reparación, y la maquinaria de recombinación. Las funciones de las proteínas de reparación del ADN de los telómeros varían considerablemente entre las diferentes células.

Cáncer y telomerasa

En los procesos malignos la expresión genética de la telomerasa induce altos niveles de actividad, lo que permite la reconstitución de las secuencias teloméricas haciendo a la célula maligna inmortal. Sin embargo, la actividad de la telomerasa aumentada en forma aislada no es por sí sola suficiente para generar cáncer, como se observa en las células germinales que tienen actividad telomerasa elevada durante toda la vida sin generar procesos malignos, ya que para que se induzca una neoplasia es necesario sumar otras alteraciones del genoma (estimadas entre 3 – 6 mutaciones, translocaciones, etc.) que afecten por ejemplo al ciclo celular, apoptosis, adquirir capacidad de invasión sobre los tejidos adyacentes o pérdida de la capacidad de adhesión a su tejido de origen (metástasis).

En el cáncer avanzado las células requieren de un mecanismo para mantener los telómeros y permanecer en el tiempo para que se produzcan las mutaciones necesarias para la conversión maligna. Por lo tanto, podríamos resumir que en el cáncer en general se tendrían dos situaciones: 1) Activación del gen bcl-2 antiapoptótico que impide que muera la célula y 2) sobre expresión de la telomerasa que implica mantener activas las células y lograr la inmortalidad. Estas dos situaciones se podrían observar en cánceres agresivos y de curso agudo es decir de rápida evolución, en tanto que aquellas células malignas de un proceso crónico o de crecimiento lento que generan acumulación de células no es posible.

Ello nos lleva a advertir no caer en el error de creer que mejorando la producción y expresión de la telomerasa a nivel general, tal y como recomendamos en la parte final de este libro, se podría reactivar los procesos malignos. Le recordamos que cada grupo de células activan su propia telomerasa, como un mecanismo de defensa y que potenciando las defensas orgánicas solamente se mejora la expresión telomérica de las células sanas. Las otras, las malignas, poseen un metabolismo distinto e individual, ajeno al conjunto orgánico saludable. Podríamos considerar que no forman parte del mismo organismo, aunque conviven dentro de él. Un razonamiento más simple sería pensar que dejando al enfermo debilitado podríamos destruir igualmente el cáncer, lo que indudablemente conduciría a un agravamiento de la enfermedad.

En concreto:

Si la telomerasa hace que las células cancerosas sean inmortales, ¿podríamos evitar que las células normales envejecieran? ¿Podríamos extender la vida útil, preservar o restaurar la longitud de los telómeros con la telomerasa? En tal caso, ¿podría elevarse con ello el riesgo de cáncer? Lo que sabemos con certeza es que las células normales con telómeros acortados no se convierten en cancerosas cuando se restaura su longitud y que al utilizar la telomerasa las células continúan dividiéndose en los humanos mucho más allá de su límite normal.

Si la telomerasa pudiera utilizarse de forma rutinaria para "inmortalizar" células humanas, sería teóricamente posible producir en masa cualquier célula humana para el trasplante, incluyendo células productoras de insulina para curar a los pacientes de diabetes, células musculares para la distrofia muscular, células del cartílago para personas con ciertos tipos de artritis, y piel en las personas con graves quemaduras y heridas. Los esfuerzos para poner a prueba nuevos medicamentos y terapias genéticas también se verían favorecidos por una fuente ilimitada de células humanas normales cultivadas en el laboratorio.

Utilidad diagnóstica de la telomerasa

Diversas investigaciones han puesto de manifiesto, que aproximadamente en el 90% de los cánceres estudiados la telomerasa de esas células se encuentra elevada, por lo que su determinación en procesos malignos la hace particularmente importante, especialmente en cuanto a la detección precoz del cáncer. Para su determinación se han implementado diferentes métodos tales como:

a) TRAP (telomeric repeat amplification protocol): Que es quizá el método de laboratorio más utilizado. En este ensayo se extrae la telomerasa de las células y se utiliza como molde para PCR. Sin embargo, este método ofrece dificultades para extraer totalmente la telomerasa del extracto celular.

b) PCR in situ: Consiste en ensayos que usan primero telomerasa fluorescente aplicada en extendidos citológicos. No obstante, el método no es de utilidad práctica para uso clínico por requerir células vivas y técnicas engorrosas.

c) FISH (fluorescent in situ hybridization): Utilizando RNA-telomerasa o hTR antisentido o complementario se puede distinguir entre células normales y cancerosas. La técnica es relativamente sencilla aunque con cierto grado de complejidad, pero se podría adaptar bien para uso rutinario.

Los ensayos señalados anteriormente se pueden realizar en células obtenidas por biopsias como así también en aquellas obtenidas por medios no invasivos como orina, lavados orales, lavados bronquiales y papanicolaou. Otra aplicación útil de la determinación de actividad de telomerasa, es en la formulación de un pronóstico en procesos malignos, ya que niveles altos de telomerasa se asocian con pronóstico malo en meningioma, neuroblastoma, leucemia aguda, cáncer de mama y gastrointestinal. En el caso de enfermedad maligna residual o recidiva también ha demostrado ser importante la determinación de telomerasa, como es el caso de biopsias en las cuales se puede detectar áreas de tejido con cáncer residual.

Enfermedades asociadas

Las telomeropatías se han identificado en la fibrosis pulmonar y problemas relacionados al funcionamiento defectuoso de la médula ósea. También se relacionan con la ngenita del disqueratosis congénita, el síndrome de Hoyeraal-Hreidarsson, enfermedad de Paget o el síndrome de Revesz.
Se ha comprobado que las células madre musculares de niños con distrofia muscular de Duchenne, tenían telómeros mucho más cortos que los de los niños sin la enfermedad.
También hay implicaciones para el tratamiento de enfermedades del envejecimiento, como la diabetes y enfermedades del corazón.

La Telomerasa como agente terapéutico

La regulación de la longitud de los telómeros tiene la

potencialidad de vencer tanto al cáncer como al envejecimiento, por lo que la manipulación de la longitud de ellos mediante la activación o inactivación de la telomerasa puede ser de gran importancia. Aparentemente las células malignas requieren de telomerasa para su proliferación continua, de tal modo que si se inhibe la actividad de esta enzima es probable que se pueda detener el crecimiento y la sobrevida del tejido maligno. Se han sintetizado oligonucleótidos inhibidores de la telomerasa que bloquean o impiden su actividad, induciendo un progresivo acortamiento de los telómeros con muerte celular por apoptosis. Cuando se suspenden estos oligonucleótidos, los telómeros vuelven a ganar en longitud, es decir, la actividad de este inhibidor de telomerasa es reversible. Sin embargo, esta terapia puede requerir tratamiento prolongado para acortar suficientemente los telómeros en las células malignas y así inducir su muerte, además puede ser necesario complementarla con terapia estándar (quimioterapia, radioterapia).

Se debe recordar que normalmente este efecto no se consigue en las células somáticas normales, por lo que la acción de los inhibidores se ejerce principalmente en las células del proceso maligno. El efecto que pudieran tener estos inhibidores en las células que normalmente tienen actividad telomerasa como las células de la médula ósea, al parecer sería mínimo si consideramos que estas células activan su propia telomerasa y bloquean la represión hTERT en los genes. Este efecto es importante en el proceso de cicatrización, como por ejemplo en úlceras por decúbito o de otra causa, regenerar o renovar vasos sanguíneos u otros tejidos dañados, reemplazar córneas, células retinales, islotes de Langerhans, etc. como así también en la prolongación de la vida.

"Ahora hemos encontrado una manera de alargar los telómeros humanos en hasta 1.000 nucleótidos, dando marcha atrás al reloj interno en estas células por el equivalente de muchos años de la vida humana", -dijo Helen Blau, profesora de microbiología e inmunología de Stanford.

Los investigadores utilizaron ARN mensajero modificado para extender los telómeros. El ARN usado llevaba instrucciones de los genes del ADN a las fábricas de proteínas de la célula, conteniendo el componente activo de la enzima telomerasa.

La técnica desarrollada tiene una ventaja importante sobre otros métodos potenciales: es temporal. El ARN modificado está diseñado para reducir la respuesta inmune de las células y desaparece dentro de aproximadamente 48 horas. Después de ese tiempo, los telómeros recién alargados comienzan a acortarse progresivamente de nuevo con cada división celular. Sería como cambiar nuestra alimentación para mejorar la calidad de vida: debe hacerse de forma perenne. A nivel biológico, esto significa que las células tratadas no van a dividirse indefinidamente.

Los investigadores encontraron que tan sólo tres aplicaciones de la ARN modificado durante un período de unos pocos días, podrían aumentar significativamente la longitud de los telómeros en las células del músculo y la piel humana cultivada. Una adición de 1.000 nucleótidos representa un aumento de más del 10 por ciento en la longitud de los telómeros. Estas células se dividieron muchas veces más en la placa de cultivo que las células no tratadas: aproximadamente 28 veces para las células de la piel, y cerca de tres veces más de las células musculares.

Los intentos para codificar artificialmente el ARNm han causado una respuesta inmune contra la telomerasa, lo que podría ser perjudicial. En contraste, la aportación de elementos naturales y la mejora en las situaciones emocionales incorrectas, produce efectos lentos pero consolidados, hasta más allá de una década de vida.

En conclusión, los telómeros son importantes en la regulación de la vida celular, representando el reloj biológico que la controla. En los procesos malignos la expresión de telomerasa contribuye a mantener la vida de dichas células en forma indefinida. De aquí que la activación o inhibición de la telomerasa sea potencialmente importante del punto de vista clínico. Por una parte, la administración de inhibidores de la telomerasa podría detener el crecimiento celular maligno y por otra, la activación de la telomerasa sería de utilidad para reparar tejidos y prolongar la vida.

CAPÍTULO 8

FÍSICA CUÁNTICA Y CÉLULAS

Aunque aparentemente las células humanas se rigen y funcionan bajo principios biológicos comprobables, lo cierto es que se adecuan perfectamente a las teorías de la física cuántica, más que de la biología.

Nuestro cuerpo está constituido por células, y éstas, a su vez, por moléculas; después, por átomos, que a su vez están formados por partículas subatómicas tales como los electrones. Todo cuanto existe dentro de nosotros está formado por grandes grupos de partículas subatómicas, igual que un árbol, un planeta o un insecto, al igual que nuestros pensamientos. Por ello, el concepto *somos lo que pensamos* es más acertado que *somos lo que determinan nuestros genes*. Y es que lo que pensamos está ya dentro de nosotros desde el mismo instante de la concepción.

Aparentemente somos un organismo energético, pero las partículas subatómicas no son solamente energía agrupada en bloques, sino también la consecuencia de la información que tienen, y esa información no tiene límites. En cada bocanada de aire que inhalamos entran millones de datos procedentes del entorno, datos que están ahí desde el comienzo de la Creación. Lo asombroso es que toda la materia está compuesta puramente de cantidades enormes de estas partículas que actúan como una conciencia unida. No hay nada que sea independiente. Por eso no debe extrañar que se afirme que las partículas cuánticas toman decisiones. Están propulsadas por la inteligencia y también saben, instantáneamente, qué decisiones han tomado las otras partículas dentro de un cuerpo y en cualquier parte del universo. Para ellas no hay tiempo ni espacio, pues se comunican sin que medie tiempo alguno y sin tener que atravesar ningún espacio.

Cuando llegamos a la parte más minúscula de nuestras células y nos encontramos con las partículas cuánticas, no hallamos cosas o materia esparcidas de modo deliberado o casual. Posiblemente también están existiendo al mismo tiempo en otro lugar, o al menos existe esa posibilidad.

Es difícil encontrar una razón para la existencia, si es un caos o producto del azar, algo deliberado o meditado, al menos si lo analizamos desde el punto de vista de la materia. Pero es que el espíritu o el alma no parecen interesar ya a casi nadie y eso que están inexorablemente unidos a la materia. A los físicos les agrada excluir de sus investigaciones al espíritu porque no les parece serio; pero el propio Einstein hablaba de Dios y rechazó el azar.

Sabemos ahora que todo en el universo es una dualidad onda-partícula, y ello significa que todo, incluido el cuerpo y la mente, son una onda y una partícula al mismo tiempo. Y no existe ninguna diferencia entre nosotros, un organismo pensante, con la luz o el viento, ambos dotados de su propio "intelecto" e información. Miles de años atrás, varios maestros espirituales nos dijeron que venimos de la luz, algo que fue interpretado como metáfora y no como conclusión científica. Pero si examinamos nuestro cuerpo con un potente microscopio nos encontraríamos que esa materia que parece tan compacta contiene un 99% de "espacio". El resto, la parte sólida, es sólo un conjunto compuesto de las mismas cosas que la luz, las partículas subatómicas. Y si lo observamos con un microscopio de campo oscuro, lo que vemos nos asombrará aún más: debido al ángulo de incidencia del haz luminoso sobre aquello que observamos, el microscopio de campo oscuro permite que el fondo sea oscuro y los bordes del espécimen aparezcan brillantes. La luz se dispersa al chocar contra la célula o muestra que se va a observar y vemos lo que antes no parecía estar. Dos realidades a la cual podemos añadir otra: la aplicación de una fuente de rayos ultravioleta.

El método sirve para detectar ácidos nucleicos, proteínas que contienen determinados aminoácidos. Mediante longitudes de ondas específicas para la iluminación se puede obtener mediciones espectrofotométricas para cuantificar el ADN y el ARN de cada célula.

Así que la física cuántica nos demostró que en realidad, incluso el "espacio" está lleno de energía, aunque posiblemente en forma de información. ¿Por qué observar con tanto interés los planetas, en lugar de aquello que hay "entre" los planetas?

Al unir mente y cuerpo creamos un organismo vivo. Es la mente, a partir del espíritu, quien mantiene al cuerpo como una unidad visualmente "sólida", y eso mismo ocurre con todas las otras cosas que nos rodean. La materia existe y eso debe quedar claro, porque se forma a partir de la información de la mente nuestra y de las otras que nos rodean.

Es importante insistir, llegado a este punto, en que la mente forma parte de todo el universo, no solamente del ser humano.

A nivel subatómico no hay nada estático. Es un proceso de interminable creación y destrucción, con partículas que se destruyen a sí mismas y en esa misma destrucción dan nacimiento a nuevas partículas que suelen tener una vida corta (mil millonésimas de segundo). Y todo ello sin que nuestros cinco sentidos básicos perciban nada, como tampoco percibimos la mayoría de las cosas que ocurren alrededor, ni mucho menos en el cosmos.

De cualquier manera, la idea de todo esto es saber que somos parte de un océano gigantesco de energía y que nada se separa de nada. Somos uno, un todo orgánico que está cambiando todo el tiempo y cada parte tiene su propia conciencia y conocimiento.

En 1964 el físico J.S. Bell encontró una prueba en la que mostraba que todas las partes "separadas" del universo están conectadas de una forma inmediata y cercana. Una vez que estudió el comportamiento de las partículas subatómicas descubrió que, aunque están separadas por el espacio y el tiempo, saben de alguna manera lo que la otra está haciendo en el momento exacto en que lo está haciendo. Pero no es un proceso de comunicación como ocurre con el ser humano, sino que actúan simultáneamente como si estuviesen íntimamente conectadas de alguna manera a través del espacio y el tiempo, de una manera tal que no son afectadas por la separación de espacio y tiempo entre ellas.

Apasionante ¿verdad? A nivel cuántico, todo se parece a un gran océano de energía que está siempre fluyendo, un océano que tiene diferentes concentraciones y esencias en varios puntos. Hay intercambio y flujo a nivel molecular, pero en un nivel más elevado somos un gran campo de energía interconectada que compartimos.

El universo completo podríamos imaginarlo entonces como una gigantesca mente cuántica expandiéndose permanentemente dentro de una matriz energética consciente. Si Max Planck (quien estableció que la energía se radia en unidades pequeñas denominadas *cuantos*) declaró que "detrás de la realidad física debe estar una mente consciente que le permita existir", detrás de este gigantesco universo debe haber también una gigantesca mente consciente que le dé vida y le permita existir materialmente.

Podemos afirmar entonces que nuestro cuerpo contiene un patrón de energía que trasciende la simple energía física, y que sería la energía consciente. Si la visión e incluso la visualización, son una propiedad de la conciencia, entonces la conciencia crearía lo que estamos observando y seremos partícipes de un mundo cuántico que cambia de estado de acuerdo a los observadores y los participantes de la realidad. Esto puede simplificarse asegurando que cada individuo recibe la información que puede entender, de acuerdo con su nivel de comprensión y asimilación consciente.

Para los biólogos que miran los objetos a través de un microscopio, el pan es un conjunto de moléculas que albergan nutrientes, sin más connotaciones. Sin embargo, para los cristianos, después de que Jesús lo bendijera, representa el cuerpo de Jesús y por tanto contiene su esencia. Parece obvio que ahora que conocemos bastante de la física cuántica, dentro de este marco la "esencia" del pan puede ser algo, o nada, dependiendo de quién lo come o lo bendice. Si desviamos nuestro interés por este acto cristiano solemne, el pan como alimento no parece contener un "alma", pero si nos burlamos del posible cambio que se establece con la bendición efectuada por un sacerdote, deberíamos descartar totalmente la influencia de la intención y el pensamiento en nuestros actos. Del mismo modo que un científico condiciona el experimento con su deseo de conseguir un resultado, la bendición del pan tiene que producir un cambio medible en sus moléculas.

Todas nuestras células están dotadas de inteligencia, de recuerdos y sensaciones que influencian todo cuanto hacemos, pero jamás lograremos distinguir esa inteligencia contemplando una molécula. El ADN es un buen ejemplo. Localizado en el núcleo de cada célula, es alimentado constantemente por un movimiento incesante de moléculas orgánicas que flotan en libertad, los elementos de construcción básicos del material corporal. Cuando desea activarse, el ADN atrae esas sustancias químicas y las emplea para generar un nuevo ADN. Ésta es la participación esencial de la división celular, con una doble hélice de ADN que puede dividirse por la mitad, y posteriormente cada mitad convertirse en un ADN nuevo y completo atrayendo las moléculas que necesita para sí mismo.

El ADN se comporta de modo inteligente y sabe exactamente qué información ha de rescatar, pero para que la información que contiene pueda ser utilizada por las células, debe copiarse en primer lugar en otro ácido nucleico, más corto y con unas unidades diferentes, llamado ARN, en cierto modo su gemelo. Poseyendo un conocimiento activo (al menos si lo comparamos con la inteligencia silenciosa del ADN), su misión consiste en viajar desde el ADN para producir las proteínas, más de dos millones, que construyen y reparan el cuerpo. Sin embargo, ningún proceso relacionado con la memoria podrá tener lugar sin el concurso del sistema nervioso y el sistema endocrino. Estos dos sistemas orgánicos son los encargados de rescatar la información hacia el resto del cuerpo, formando así lo que denominamos como mente, emociones y sentimientos.

El ADN no sólo trabaja con la memoria, ya que es capaz de fabricar nuevas sustancias químicas a voluntad (como por ejemplo, un nuevo anticuerpo tras haber sido expuesto a un nuevo germen), aunque sigue siendo un misterio el modo mediante el cual realizan esta operación. De cualquier modo y aunque hayamos comprendido ahora algunas de las funciones del ADN, se estima que lo que sabemos es solamente un 1%, quedando un 99% de trabajos que la ciencia no acaba de entender.

En base a esto, hay quien cree que solamente utilizamos el 10% de nuestra capacidad mental, lo que constituye un error de cálculo ya que no hay razón para creer que la naturaleza nos dota de tanta capacidad mental sin utilidad alguna. Los seres vivos que pueblan nuestro universo tienen todos una utilidad, que no es otra que la de mantener estable el orden universal. Cada elemento viviente, incluso los inorgánicos, está para asegurar el equilibrio del cosmos, no para vivir durante un corto tiempo y desaparecer sin otra razón que lo justifique. La naturaleza necesita de todos los billones de elementos presentes para mantenerse en perfecto estado y no entrar en un caos apocalíptico, y el ser humano no se escapa de esta misión. Para los religiosos y los filósofos quizá la función del ser humano es más "elevada", por eso somos la especie más evolucionada, pero lo cierto es que estamos todos aquí para lo mismo: el orden universal. Cuando uno de los seres vivos, e incluso una especie, deja de cumplir su misión de utilidad, es eliminado por el ejecutor de esa misma ley natural.

Y es precisamente nuestro código genético ADN el elemento que contiene ese "chip" de misión en el universo, el que nos mueve a la reproducción, al mantenimiento del hábitat y al trabajo cotidiano, y no al ocio.

Tal es la cantidad de información que contiene el ADN en el momento de nuestro nacimiento, que si los comparamos con palabras –palabras moleculares- llenaríamos una biblioteca de 1.000 volúmenes. Y éste es únicamente el producto de la parte activa que corresponde a esel% que hemos logrado captar y entender. Tan complejo es que con una adecuada combinación de letras se puede generar cualquier forma de vida sobre el planeta Tierra, desde las bacterias hasta las plantas, insectos, mamíferos y seres humanos.

Finalmente, el ADN consigue comunicarse con la conciencia exterior, con los millones de datos que existen en todo lo que rodea nuestro cuerpo orgánico, pues, a fin de cuentas, su origen es el propio universo. Este razonamiento sobre la mente colectiva nos plantea la posibilidad de que la información sobre nuestras vidas no esté solamente en nuestras células, sino que también forme parte de la información externa, de la memoria colectiva. Si nosotros nos podemos aprovechar de los millones de años de evolución, y de que esos millones de pensamientos generados hasta entonces puedan integrarse en nuestro complejo organismo, razonablemente nuestra memoria dispondrá de una fuente de información casi infinita. Además, nuestros propios pensamientos también serán cedidos al exterior, a otros seres humanos. Así que, en realidad, nuestro sobrevalorado cerebro es solamente un eficaz procesador que activa cada una de las cien mil millones de células nerviosas (neuronas) que tenemos, y mantiene conexiones entre ellas y posiblemente con el exterior. Pero este trabajo solamente lo puede realizar si las neuronas logran intercambiar correctamente la información procedente del resto nuestras células.

¿Qué permite entonces el intercambio con la información exterior? ¿Cómo se filtra toda esa información? A través del inmenso universo celular. Somos una parte ínfima de un todo, pero tan indispensables para el orden universal como cualquiera de los otros organismos. Cuando el ser humano se distancia de los animales, las plantas y de su propia especie, poniendo barreras físicas y especialmente mentales, se desvincula del mundo al cual pertenece y una larga cadena de enfermedades le acompañará toda su existencia.

CAPÍTULO 9

TRATAMIENTOS NATURALES

Aunque la teoría sobre los telómeros y la longevidad parecen muy nuevas, la medicina natural ya había estudiado el secreto de la "eterna juventud" hace cientos de años sin necesidad de recurrir a complicadas conclusiones, ni a métodos sofisticados de laboratorio. La ciencia médica actual solamente ha confirmado lo que ya sabíamos, que no es poco mérito.

En mi libro *Medicina antienvejecimiento* publicado en el 2009, ya describí con sumo detalle todos los procesos físicos y psicológicos que nos inducen al envejecimiento, así como las soluciones que aportan las medicinas alternativas para retrasarlo e incluso revertirlo. Remito al lector interesado a que lo revise, si desea ampliar su sed de conocimiento.

En este capítulo hablaré solamente de aquellas sustancias naturales que tienen una acción comprobada en la estabilidad y estructura de los telómeros, efecto que ya está siendo evaluado y confirmado por los investigadores más prestigiosos. Al tratarse de productos naturales, orgánicos, se pueden consumir de modo cotidiano sin aparentes peligros para la salud. De su continuidad dependerá el éxito, pues cuando de envejecimiento se trata debemos tener en cuenta que luchamos siempre contra el factor tiempo y éste no se detiene.

SUSTANCIAS NATURALES

NUTRIENTES
Vitamina D3

La vitamina D, hasta ahora utilizada preferentemente para el metabolismo del calcio,puede tener un efecto sobre la longitud de los telómeros leucocitarios, impidiendo la tasa de acortamiento. Como sabemos, los leucocitos suponen una fuente extraordinaria de ADN, lo mismo que los espermatozoides, la saliva y el folículo capilar.

Los investigadores señalan que la vitamina D es un potente inhibidor de la respuesta proinflamatoria y ralentiza la rotación de los leucocitos. La longitud de los telómeros de los leucocitos (LTL) predice el desarrollo de las enfermedades relacionadas con el envejecimiento, y la longitud de estos telómeros disminuye con cada división celular y con el aumento de la inflamación.

En un estudio se midieron las concentraciones de vitamina D en suero en 2.160 mujeres, con edades entre 18-79 años (edad media: 49,4). Se dividió el grupo en tres partes, con base en los niveles de vitamina D, y encontraron que la edad avanzada se asociaba significativamente con una menor longitud en los telómeros de los leucocitos (LTL).

Los altos niveles séricos de vitamina D se relacionaron con una mayor longitud, y este resultado se mantuvo incluso después del ajuste por la edad y otras variables que podrían afectar de forma independiente como la época del año, la menopausia, el uso de hormonas de reemplazo, la actividad física y la exposición al sol.

La diferencia LTL entre los niveles más altos y más bajos de vitamina D fue altamente significativa y los autores declararon que esto era equivalente a 5,0 años de envejecimiento. Se concluyó que los altos niveles de vitamina D, fácilmente modificables a través de suplementos nutricionales, se asociaron con una mayor longitud LTL. Esto pone de relieve los efectos potencialmente beneficiosos de la vitamina D sobre el envejecimiento y las enfermedades relacionadas con la edad.

También se analizó la relación entre el ejercicio regular moderado y la minimización de la erosión de los telómeros, tanto en ratones como en humanos.

Una de las causas más extendidas sobre la acusada

deficiencia de vitamina D en la población occidental es el abuso de los protectores solares, con factores que ya hablan de la protección total, o bloqueo absoluto de los rayos ultravioleta. El renacimiento del raquitismo infantil y los altísimos niveles de osteoporosis, son debidos a estos bloqueadores cuya acción, lamentablemente, no se considera. La exposición al sol cuando está por debajo de los 50 grados sobre el horizonte, no aporta ningún beneficio de los rayos UVB, pero nos mantiene expuestos a los rayos UVA que por su longitud de onda más larga pueden penetrar más fácilmente la capa de ozono y otros obstáculos (como las nubes y la contaminación) en su camino desde el Sol hasta la Tierra.

Bajo exposiciones ambientales óptimas el cuerpo puede producir alrededor de 20.000 UI de vitamina D al día al exponer todo el cuerpo; alrededor de 5.000 IU con el 50% del cuerpo al descubierto, y si solo expone el 10% producirá 1.000 IU.

La vitamina D, aunque su nombre así lo indique, no es realmente una vitamina, sino una hormona esteroide neuro reguladora, que tiene una marcada influencia en aproximadamente el 10% de todos los genes del cuerpo. Su carencia afecta negativamente a las siguientes enfermedades: Cáncer, hipertensión, enfermedad cardíaca, autismo, obesidad, artritis reumatoide, diabetes 1 y 2, esclerosis múltiple, enfermedad de Crohn, gripe, resfriados, tuberculosis, septicemia, envejecimiento prematuro, psoriasis, eczema, insomnio, depresiones, dolor muscular, caries, enfermedad periodontal, degeneración macular, miopía, convulsiones, fertilidad, asma, migrañas, fibrosis quística, enfermedad de Alzheimer y esquizofrenia.

Los niveles óptimos son de 50-70 ng/ml.

De una manera resumida, podemos decir que la vitamina D favorece el transporte del calcio y el fósforo a nivel intestinal, estimula la mineralización en los huesos promoviendo la biosíntesis y la maduración del colágeno. Moviliza el calcio hacia el compartimiento líquido del hueso, de una manera similar a la PTH (hormona paratiroidea), manteniendo la integridad muscular mediante la transferencia de calcio y fósforo. También inhibe la secreción de la PTH y posee cierta actividad antitumoral a través del sistema linfomedular.

Si prefiere la vitamina D3 oral, consuma 800 a 1.000 IU/día que se podrían aumentar hasta las 2.000 IU por día en individuos con obesidad, osteoporosis, exposición solar limitada (por ejemplo, confinados o trabajadores), o mala absorción.

Si utiliza camas de bronceado asegúrese de no exponerse a campos magnéticos perjudiciales, como las que utilizan balastos magnéticos para generar luz, utilizando aquellas que emplean balastos electrónicos.

La toma continuada de estatinas para bajar las cifras de colesterol, bloquea el metabolismo de la vitamina D impidiendo que se forme colecalciferol o calcitrol, lo mismo que la deficiencia de vitamina C.

AMINOÁCIDOS TOTALES

Las proteínas no se absorben como tales sino que lo hacen como aminoácidos. Estas sustancias hidrosolubles pasan por difusión a través de la pared del intestino y de ahí a la sangre, aunque un pequeño porcentaje se queda en el tejido linfático y de este modo pasan a la circulación en general.

La sangre cargada de aminoácidos entra en el hígado, donde se efectúan una serie de cambios metabólicos. Desde esta víscera se transportan a las células orgánicas para ser utilizados en la síntesis de las proteínas, factor prioritario para formar nuevas proteínas y así poder sustituir la fracción proteica perdida en el diario desgaste de los tejidos y para elaborar diferentes enzimas y hormonas.

El código genético en el ADN establece las instrucciones para la construcción de las proteínas, estableciéndose una correspondencia entre el ADN y las proteínas. El ADN está compuesto de cuatro bases nucleótidas, Adenina (A),

Citosina (C), Guanina (G) y Timina (T) y cada combinación de tres bases, corresponde a un aminoácido específico. Hay 64 combinaciones diferentes y 20 aminoácidos, indispensables para la iniciación y terminación del código genético. De todo ello se deduce la imprescindible necesidad de asegurarnos que nuestro organismo recibe cada día los aminoácidos que necesita, lo que solamente se puede lograr mediante la ingesta de complementos adecuados.

PLANTAS MEDICINALES

ASTRÁGALO
Astragalus *(Astragalus membranaceus)*Otros nombres: Huang Qi, Bei Qi, Hwanggi, Milk Vetch.

El astrágalo es una planta originaria de Asia cuyo nombre significa "líder amarillo", ya que la raíz es de color amarillo y es considerada como una de las hierbas más importantes de la medicina tradicional china, combinada a menudo con otras hierbas para fortalecer el cuerpo contra las enfermedades.

Botánica:
El astrágalo es una planta perenne, de unos 16 a 36 centímetros de alto, nativa de las regiones del norte y del este de China, así como Mongolia y Corea. Tiene tallos vellosos,

con hojas compuestas de 12 a 18 pares de foliolos. La raíz es la parte medicinal, y se adquiere de 4 años de edad.

Partes utilizadas:
La raíz seca.

Composición:
Astragalósido IV y cicloastragenol. Azúcares simples, polisacáridos, saponinas, flavonoides, 21 aminoácidos (entre ellos asparragina, alanina, prolina, arginina, ácido aspártico), riboflavina, ácido fólico, vitamina P, ácidos orgánicos, cumarina, sitosterol, daucosterol, colina y betaína. También isoflavonas, hierro, manganeso, cinc, rubidio y selenio.

Usos medicinales:
La investigación reciente en China sugiere que, dado que el astrágalo es un antioxidante, puede ayudar a las personas con formas graves de enfermedad cardiaca, aliviar los síntomas y mejorar la función del corazón.

También puede ser un diurético suave y se comporta como un adaptógeno, una sustancia que ayuda a proteger el cuerpo contra varios tipos de estrés, incluyendo físicos, mentales, patógenos o ambientales.

Contiene antioxidantes, que protegen a las células contra el daño causado por los radicales libres, subproductos de la energía celular, ayudando a proteger el cuerpo contra enfermedades como el cáncer y la diabetes.

Se utiliza para proteger y apoyar el sistema inmunológico, para la prevención de los resfriados e infecciones respiratorias, reducir la presión arterial, y para proteger el hígado.

Tiene propiedades antibacterianas y antiinflamatorias y también de forma tópica en la piel de las heridas. Además, los estudios han demostrado que tiene propiedades antivirales.

En los Estados Unidos, los investigadores han analizado el astrágalo como un posible tratamiento para las personas cuyo sistema inmunitario se encuentra debilitado por la quimioterapia o la radiación. En estos estudios, los suplementos de astrágalo parece ayudar a las personas a recuperarse más rápido y vivir más tiempo. La investigación sobre el uso de astrágalo para las personas con SIDA ha tenido resultados mixtos.

Acción sobre los telómeros:
Comercializado con el nombre de TA-65 ®, el extracto de astrágalo se anuncia como un activador de la telomerasa. Según sus creadores, el TA-65 se convierte en el gen *hTERT* que activa la enzima telomerasa que puede alargar sus

telómeros. El compuesto TA-65 y la molécula relacionada TAT2 (Cycloastragenol) se han aislado de la raíz mediante un proceso denominado glicoconjugación que le confiere, según sus vendedores, mayor eficacia que el extracto puro de astrágalo.

En resumen:

Adaptógeno: protege el cuerpo contra el estrés y la enfermedad.

Anemia: Un estudio reciente sugiere que puede mejorar los recuentos de sangre en personas con anemia aplásica.

Resfriados y gripe: En la medicina tradicional china, el astrágalo se utiliza como parte de una combinación de hierbas para prevenir o tratar los resfriados. Las pruebas en animales sugieren que puede actuar contra los virus de los resfriados.

Diabetes: Parece que el astrágalo disminuye el azúcar en la sangre.

Fatiga o falta de apetito por la quimioterapia: Algunos estudios sugieren que el astrágalo puede ayudar a reducir los efectos secundarios de la quimioterapia.

Enfermedades del corazón: El astrágalo puede actuar como antioxidante y ayuda a tratar enfermedades del corazón.

Hepatitis: Una combinación de hierbas que contienen astrágalo para tratar la hepatitis ha proporcionado resultados mixtos.

Enfermedad renal: Puede ayudar a proteger los riñones y a tratar la enfermedad renal, aunque la investigación es preliminar.

Alergias estacionales: Puede ayudar a reducir los síntomas en las personas que tienen rinitis alérgica o fiebre del heno.

Formas disponibles:

El Astragalus puede estar disponible en una variedad de formas:

Tintura (extracto líquido de alcohol)

Cápsulas y tabletas, estandarizadas y no estandarizadas.

En vía tópica para la piel.

Las formas inyectables se emplean en entornos hospitalarios o clínicos en los países asiáticos.

Precauciones:

A las dosis recomendadas, el astrágalo no tiene efectos secundarios graves y, en general se puede utilizar con seguridad.

Dosis altas pueden interferir en el sistema inmune.

No se debe dar el astrágalo a un niño con fiebre porque la hierba puede hacer que la fiebre dure más o sea más fuerte.

No hay mucha evidencia acerca de si el astrágalo es seguro para las mujeres que están amamantando.

Interacciones posibles:

Con medicamentos que suprimen el sistema inmune, como la ciclofosfamida.

Enfermedades autoinmunes como artritis reumatoide o lupus.

Litio. El Astrágalo puede hacer que sea más difícil para el cuerpo deshacerse del litio medicamentoso, ocasionando intoxicaciones.

CARDO MARIANO *(Silybum marianum)*

Botánica:

Pertenece a las Compuestas y se trata de una planta anual de tallo alto con hojas picantes alternas. En la parte superior están las cabezuelas aisladas de flores violáceas, con frutos aquenios plumosos.

Recolección:

Se recogen entre agosto y noviembre.

Partes utilizadas:

Se emplean las semillas.

Composición:

Silimarina, silibina, histamina y flavonoides.

Usos medicinales:

Es el mejor hepatoprotector conocido, capaz de regenerar al hepatocito. Es eficaz también como colagogo, antitóxico, digestivo y aperitivo. Se emplea con éxito en la cirrosis, las insuficiencias biliares, las malas digestiones y como tónico hipertensor. Tiene acciones positivas en las hemorragias digestivas, nasales y vaginales. Alivia la gripe, la cistitis, las jaquecas, las alergias, y contribuye a eliminar cálculos renales y vesiculares.

Otros usos:

Su sinergia se da con el diente de león. Es eficaz para los mareos y vómitos en los viajes. Se le atribuyen buenos efectos como cardiotónico y en la insuficiencia venosa. Posee un efecto antioxidante 10 veces superior a la vitamina E, contribuyendo también a disminuir los niveles de colesterol. Actúa como antihemorrágico en la insuficiencia hepática.

Toxicidad:

No tiene toxicidad.

Efecto antienvejecimiento celular:

El envejecimiento humano se caracteriza por el acortado significativo de los telómeros, que la rapamicina (un producto anticanceroso) puede acortar aún más. En contraste, la *silimarina* presente en el cardo mariano aumenta la actividad de la telomerasa, mientras que lo reduce en las células cancerosas.

Esto nos lleva a considerar su papel como un eficaz anti-envejecimiento al inhibir las células progenitoras endoteliales. En los experimentos se examinó si la silimarina, por su efecto hepatoprotector y antioxidante, puede proteger contra la senescencia. Para comprobarlo se aislaron las células mononucleares a partir de sangre periférica de voluntarios sanos y se cultivaron en un medio rico en rapamicina, con o sin silimarina. Pronto se vio que en presencia de silimarina, la actividad de la telomerasa aumentó el triple, reduciendo el número de células senescentes y aumentando la actividad proliferativa. Por otra parte, se restauró la capacidad reconstructiva. También se detectó una sinergia entre el hierro y la telomerasa bajo la acción de la silimarina, aumentando significativamente la proliferación de linfocitos.

Uno de los componentes del cardo mariano, la silibinina, en realidad disminuye la actividad de la telomerasa en las células cancerosas, inhibiendo la actividad de la enzima y la secreción del antígeno específico de la próstata en células con cáncer de próstata.

El cáncer andrógeno sensible de próstata es muy sensible a la dihidrotestosterona (DHT) dependiente de la actividad de telomerasa, a su vez decisiva para la inmortalidad celular. Sin embargo, la telomerasa activada mediante silimarina, solamente parece inhibirse en el caso de células malignas, y nunca en las sanas, siendo estimulada en este último caso por la silibinina.

Así que, y en resumen, la silibinina se puede emplear como un agente antiproliferativo en el cáncer de próstata, pero se logran beneficios adicionales contra algunas de las enfermedades asociadas con el envejecimiento humano.
Y en lo relacionado con los trastornos de la vejez, sabemos que el cardo mariano mitiga el estrés oxidativo, y mejora la memoria.

GINKGO BILOBA

Botánica:
Se trata del único ejemplar de la familia de las Ginkgoáceas. Se le reconocen ejemplares en el Terciario y se le considera un fósil viviente único. Original de China y Japón, en donde era un árbol sagrado que adornaba palacios y templos, ahora está extendido por toda Europa. Tiene un diámetro de 2 metros y alcanza los 30 metros de altura.

Recolección:
Las hojas cambian de color antes de su caída en otoño. Sus frutos despiden un olor desagradable cuando caen al suelo.

Partes utilizadas:
Se emplean las hojas.

Composición:
Antocianinas, flavonoides y ginkgólidos.

Usos medicinales:
Excelente venotónico en varices y hemorroides. Mejora la circulación cerebral, la insuficiencia circulatoria y la fragilidad capilar, siendo especialmente importante en ancianos.

Se comporta como un poderoso antioxidante, aumentando la cantidad de oxígeno disponible para el cerebro, al mismo tiempo que evita la coagulación excesiva de la sangre. Se cree que el Ginkgo también puede ayudar a mejorar la transmisión de información en las células cerebrales y el tiempo de reacción en pruebas de memoria, siendo especialmente eficaz en los pacientes con Alzheimer.

Otros usos:
Eficaz afrodisiaco por un aumento del volumen sanguíneo en

los cuerpos cavernosos del pene, ejerciendo también como un moderado antidepresivo.

El extracto de Gingko biloba puede retrasar el inicio de la senescencia celular mediante la activación de vías de señalización P13k/Akt que aumentan la actividad de la telomerasa.

Toxicidad:

No tiene toxicidad.

MUÉRDAGO *(Viscum álbum)*

Botánica:

Pertenece a las Lorantáceas. Se trata de una planta parasitaria que se encuentra en zonas de media y alta montaña, con hojas siempre verdes, largas raíces y flores amarillas. Se adhiere a manzanos, chopos, encinas y otras especies.

Recolección:

Florece entre marzo y mayo y los frutos maduran en otoño.

Partes utilizadas:

Se emplean las hojas.

Composición:
Acetilcolina, inositol, manitol, colina, viscalbina, saponina, vitamina C y sales minerales.

Usos medicinales:
Hipotensor, espasmolítico y antitumoral. Es un remedio muy eficaz para todos los procesos tumorales, en especial los que se asientan en la cabeza. Algunos especialistas lo aplican in situ, mediante inyecciones, lo que permite emplear dosis más altas y disolver mejor los tumores localizados. También se emplea con eficacia en la hipertensión, la arteriosclerosis y los acúfenos.

Otros usos:
Tiene efectos antiepilépticos y diuréticos. Tiene sinergia con el olivo en la hipertensión. Su capacidad para proteger contra los efectos del estrés oxidativo y el potencial antiaging, demostraron que mejora la producción de óxido nítrico (NO) y disminuye los efectos de los radicales libres. Produce un aumento en la viabilidad celular y evita el envejecimiento celular prematuro.

Toxicidad:
Su grado de toxicidad es medio.

TÉ VERDE *(Camelia sinnensis)*

Botánica:

El té pertenece a la familia de las Teáceas. Se trata de un pequeño árbol perenne que puede llegar a medir 5-10 m de alto en estado salvaje, aunque cuando se cultiva no suele sobrepasar los 2 m de altura. Sus lanceloladas y agudas hojas son de color verde oscuro, se disponen alternas y miden generalmente entre 5-10 cm de largo por 2-4 cm. de ancho; una de las características que tienen estas hojas es que son dentadas en sus 2/3 partes superiores. La parte de la planta empleada con fines terapéuticos son las hojas. Tiene unas delicadas flores de color blanco crema o rosáceo, que desprenden un agradable aroma. Son pequeñas y se disponen de forma solitaria o en grupos de 2 ó 3 flores.

Para que el crecimiento del té sea óptimo, requiere suelos bien drenados, ricos en materia orgánica y con un pH ligeramente ácido. En cuanto a la temperatura, lo ideal es que oscile entre 14-27°C (aunque es un árbol de hoja perenne, no tolera las heladas). Necesita sol y abundante agua.

Composición:

Polifenoles y catequinas. También cafeína, vitaminas B, C, E, K, P, U y F, clorofila, minerales, pectina, sacáridos, aminoácidos, ácido butírico y saponinas. La cantidad de catequina tiende a aumentar a medida que progresa la temporada y así, la primera cosecha de primavera contiene 12-13% de catequina (13-17% como tanino), mientras que el té del verano (tercer cultivo), contiene 13-14% (17-21% como tanino). Esto explica por qué los tés de cultivo segundo y tercero del verano, son más astringentes.

Los tés negro, verde, Oolong y blanco son preparados a partir de las mismas hojas y la diferencia está en la recolección, secado, fermentación y tostado. El té verde y el té negro tienen las concentraciones más altas de catequinas activas, ya que no pasan por este proceso. Aún así, las catequinas representan el 80% de los flavonoides polifenólicos presentes en el té verde, mientras que en el té negro representan aproximadamente el 20% a 30%.

El principio activo más importante en cuanto a su acción sobre la telomerasa, son las catequinas (EC, ECG, EGC y EGCg), de la familia de los flavonoides. El galato de epigalocatequina (EGCG) es la más poderosa de estas catequinas, con una actividad como antioxidante de aproximadamente 25-100 veces más potente que las vitaminas C y E.
Una taza de té verde proporciona 10-40 mg de polifenoles y tiene efectos antioxidantes equiparables a una porción de brócoli, espinacas, zanahorias o fresas.

Partes utilizadas:
Las hojas.

Usos medicinales:
La Medicina Tradicional China siempre ha sabido sobre los beneficios medicinales del té verde. Así como las uvas y el vino se extendieron por todo el mundo inicialmente por los fenicios y más tarde por otros comerciantes, el té fue introducido posteriormente a los países occidentales por esos mismos comerciantes y viajeros.

Posee propiedades antioxidantes, anticancerígenas, antiinflamatorias, termogénicas, probióticas y antimicrobianas. Se emplea en la distrofia muscular, las cardiopatías, y para frenar el desarrollo de los tumores en general al inhibir la acción de la uroquinasa.

Las investigaciones han demostrado que el té verde puede ayudar a mejorar la calidad de la pared arterial mediante la reducción de los lípidos.
Los experimentos más prometedores son su capacidad para proteger contra el daño del ADN inducido experimentalmente, y ralentizar o detener el inicio y la progresión de las colonias de células indeseables.

Otros estudios muestran evidencia de que proporciona cualidades inmunoprotectoras, particularmente en el caso de pacientes sometidos a radiación o quimioterapia. El recuento de glóbulos blancos en estas personas demuestra que hay una gran diferencia entre quienes consumen té verde, frente a quienes no lo hacen.

El tratarse de un té fabricado a partir de hojas frescas, té sin fermentar; la oxidación de las catequinas es mínima, y por lo tanto capaces de actuar como antioxidantes.

Los investigadores creen que la catequina es eficaz porque se une fácilmente a las proteínas, bloqueando la adhesión de las bacterias a las paredes celulares e induciendo a su destrucción. También reacciona con las toxinas creadas por bacterias perjudiciales y metales como el plomo, mercurio, cromo y cadmio, impidiendo el daño hepático.

Toxicidad:
Las propias de la cafeína.

NUTRIENTES

BIOTINA (Vitamina H, vitamina B8)
Promueve un sistema nervioso, piel y músculos saludables.

La coenzima actúa en el metabolismo de la glucosa y las grasas, ayudando en la utilización de las proteínas, ácido fólico, ácido pantoténico, y Vitamina B-12. Favorece un pelo saludable.

Funciones orgánicas:

Tiene un papel importante como coenzima en el metabolismo de los hidratos de carbono, proteínas y grasas, interviniendo en numerosas reacciones vitales, muchas de ellas solamente comprobables en los animales. Entre estas acciones están el catabolismo de los aminoácidos leucina e isoleucina, la metabolización del Coenzima A, la carboxilación del ácido pirúvico, la formación de la citrulina, sustancia intermedia en la síntesis de la urea, y en la formación del ácido aspártico, siendo un constituyente esencial en la formación del *protoplasma*.

También es indispensable para el aprovechamiento normal de las grasas y ciertas albúminas, y se le atribuyen propiedades que fortalecen los bronquios y pulmones, interviniendo con el ácido nicotínico en la curación de la Pelagra.

Se ha notado cierta dependencia en el suministro de Biotina, especialmente en los niños.

En el hombre se pueden encontrar estados carenciales que tienen una sintomatología consistente en dolores musculares y cansancio, unido a seborrea y forunculosis, pudiendo degenerar en psoriasis.

La dermatitis es otro rasgo característico de la avitaminosis, la cual se manifiesta como descamatoria, con prurito, escamas y grasienta. Hay despigmentación en el pelo y piel, pérdida de la piel alrededor de los ojos primero y después en todo el cuerpo, llegando a notarse alteraciones en los genitales y malformaciones embrionarias.

Todas estas alteraciones son muy normales en los animales pero menos frecuentes en los humanos, los cuales suelen padecer dermatitis benignas que ceden pronto al tratamiento. Estas patologías se centran en las extremidades, son de aspecto escamoso, seco y grisáceo y es normal el cansancio, la apatía y la anemia.

En los niños hay dermatitis seborreica, eritrodermia descamativa y anemia, apareciendo cierto retraso físico y mental, con alopecia, conjuntivitis y defectos de la inmunidad en los linfocitos.

Su déficit produce alteraciones en el funcionamiento de todas las células y tejidos corporales, que se manifiestan en un marcado decaimiento de energía en el cerebro que produce trastornos del estado de ánimo, cansancio crónico y depresión. Hay deterioro y caída de cabello, en la piel dermatitis seborreica, exfoliativa y eczema, y en la lengua inflamación (glositis).

La insuficiencia de biotina suele también producir

desordenes neuromusculares como mialgia y fibromialgia, anemia, incremento del colesterol, alteraciones del ritmo cardiaco, depresión de las funciones inmunológicas, alteración de la digestión y del metabolismo, y malformaciones congénitas.

Aplicaciones ortomoleculares:
Envejecimiento prematuro.
Alteraciones de la piel y el cabello.
Previene o alivia la depresión y la apatía.
Interviene en la formación de la glucosa a partir de los carbohidratos y de las grasas, y ayuda a la insulina a regular los niveles de azúcar en la sangre.

Influencia en la telomerasa:
Incrementa la producción endógena de ARN favoreciendo la expresión genética, por lo que probablemente reduzca o revierta el ritmo de envejecimiento y la aparición de las enfermedades degenerativas.

Tiene un importante papel en la prevención de las malformaciones congénitas y probablemente en muchas enfermedades genéticas.

OMEGA 3

Acido Alfa-linolénico (AAL)

El AAL cuenta con tres efectos biológicos principales, los cuales en conjunto contribuyen a sus efectos benéficos para la salud.

1. Es precursor del EPA y el DHA en su efecto para evitar la formación de coágulos de sangre. Su presencia en el calostro y la leche materna sugiere que el AAL juega un papel en el crecimiento y desarrollo de los niños. Asimismo, es importante en la conservación de la salud de la piel y pelo de los mamíferos.

2. Las dietas ricas en AAL incrementan el contenido de los ácidos grasos totales omega 3 y los fosfolípidos en la membrana de las células. Al incrementarse el contenido de omega 3, aumenta la flexibilidad de las membranas y su capacidad para absorber y ceder nutrientes.

3. El AAL disminuye las reacciones inflamatorias a través del bloqueo en la formación de compuestos que promueven la inflamación que conduce a la arteriosclerosis y otras enfermedades crónicas.

Ácido eicosapentanoico (EPA)

El EPA es el precursor de ciertos eicosanoides que tienden a impedir los procesos inflamatorios. El EPA y no el DHA es el responsable del efecto saludable del aceite de pescado sobre los triglicéridos.

Ácido docosahexanoico (DHA)

En los fetos y los niños, el DHA es necesario para el desarrollo y madurez de los ojos, en donde constituyen el 50% de los ácidos grasos de la retina, mientras que representan cerca del 25% del total de ácidos grasos en la materia gris del cerebro.

Efectos en los telómeros:

Un nuevo estudio atribuye parcialmente la longevidad al hecho de consumir omega 3, el cual contribuye a conservar los segmentos de ADN que se encuentran en los telómeros. Los científicos esencialmente identifican a los Omega 3 como un nutriente natural anti-envejecimiento.

Investigadores de la Universidad Estatal de Ohio realizaron pruebas en dos grupos diferentes de personas, empleando en uno de ellos suplementos de ácidos grasos omega 3. Aquellos que recibieron los suplementos tuvieron telómeros más largos que los del grupo testigo que recibió un placebo. También hubo una reducción del 15% en el estrés oxidativo, algo más alto que quienes tomaban vino tinto y chocolate oscuro, dos renombrados alimentos antioxidantes.

La conclusión es que el consumo de ácidos grasos omega 3 es un buen sistema adicional para ayudar a preservar la longitud de los telómeros, con el potencial de reducir el riesgo de enfermedades relacionadas con la edad.

SELENIO

Las primeras experiencias se hicieron con animales y se vio, como dato más concluyente, que prolongaba sensiblemente la vida, más que nada debido a su acción antioxidante y su propiedad para prevenir las enfermedades coronarias. El único requisito imprescindible para que el selenio tuviera estas propiedades era que se administrara en forma natural (no procedente del cobre o del ácido sulfúrico), procedente de la tierra (astrágalo o nueces) y que se empleara durante bastantes años. Su carencia, por el contrario, provocaba un envejecimiento precoz, llegando a encontrarse diferencias entre los animales de experimentación de hasta un 25% más de longevidad en los que tomaban suplementos.

Pero las investigaciones sobre sus funciones aún no estaban claras hasta que se descubrió un dato importante: la vitamina E, para poder ejercer sus funciones como antioxidante, necesitaba la presencia del selenio; la sinergia era un hecho ya comprobado. La acción conjunta de ambos nutrientes conseguía detener la acción nociva de los radicales libres, los cuales eran capaces de producir reacciones en cadena mortales. Unidos a los constituyentes grasos de las células se multiplican y obtienen una fuerza extra, la cual es detenida por los antioxidantes, entre los cuales está la vitamina E.

Funciones orgánicas:

El modo en que ambas sustancias actúan sinérgicamente se cree está concentrado en una enzima específica denominada peroxidasa glutationa, la cual acelera las reacciones corporales, siempre y cuando esté protegida por la vitamina E.

El selenio es un antioxidante que protege a la vitamina E de la degradación. Ayuda construir el sistema inmunológico destruyendo a los radicales libres, y en la producción de anticuerpos. El selenio se almacena en el hígado, riñones, y músculos y concentraciones relativamente bajas se comportan como preventivas del cáncer.

También fortifica las células energéticas del corazón, asegurándole suficiente oxígeno, ayuda a eliminar el arsénico, el plomo, mercurio y cadmio, y cuando se une al glutatión peroxidasa, protege a los tejidos de los efectos de la oxidación.

Las funciones más demostradas son éstas:
Es un potente y eficaz antioxidante.

Mantiene en buen estado las funciones hepáticas, cardiacas y reproductoras.

Colabora en la elasticidad cutánea y tendinosa, así como en el buen estado de las articulaciones.

Es necesario en la síntesis de las prostaglandinas, la formación del semen, la formación de la coenzima Q y las defensas orgánicas inespecíficas.

Por su acción antioxidante previene del cáncer, el envejecimiento prematuro, las alteraciones de la piel y el cabello, la diabetes, así como la falta de vigor muscular.

El selenio es mucho más efectivo en unión a las vitaminas A, E y C, todas potentes antioxidantes. Existen, sin embargo, algunas formas tóxicas de selenio en el mercado, como el selenito sódico, que no es recomendable tomar de manera continuada y es mejor utilizar la mezcla selenio-metionina o levadura de cerveza cultivada en selenio.

Las necesidades diarias oscilan entre 0,05 a 0,15 mg, aunque en la terapias de choque se emplean 200 mcg.

Aplicaciones ortomoleculares:

Esta terapia no busca cubrir las necesidades diarias de selenio, sino aplicarlo en dosis más altas durante cortos periodos, con el fin de lograr una rápida respuesta en el organismo. Las siguientes, son algunas experiencias válidas:

Envejecimiento prematuro, en unión a las vitaminas A, C y E.

Enfermedades articulares, unido al cobre.

Enfermedades cardiovasculares, asociado a la vitamina E.

Distrofias musculares progresivas o traumáticas, asociado a la vitamina E.

Arteriosclerosis, hipertensión arterial o riesgo de ateromas.

Caída de cabello, junto a vitamina B, cinc y silicio.

Cirrosis hepáticas.

Como preventivo del cáncer o en una fase precoz.

Infecciones frecuentes o graves, unido a las vitaminas A y C.

Síndrome de inmunodeficiencia.

Prostatitis y adenoma de próstata, unido al cinc.

Hipotiroidismo, junto al aminoácido L-tirosina.

Dermatitis o tumores de piel.

Enfermedades que cursan con procesos inflamatorios.

Infertilidad masculina en unión al cinc.

Intoxicaciones por metales pesados.

Poca elasticidad de músculos y tendones.

Como preventivo de la muerte súbita infantil.

Cataratas incipientes.

Fibrosis cística.

Épocas de fuerte entrenamiento deportivo.

Como corrector de los efectos secundarios de los rayos X y las radiaciones ultravioletas.

Intoxicaciones medicamentosas, alcohólicas o por drogas.

Para prevenir las intoxicaciones por prótesis dentarias metálicas.

Toxicidad:

El selenio en sí es un mineral muy tóxico, pero que si tenemos carencia de él los daños también son graves. Lo mejor es tomarlo en los alimentos naturales (ajos, germen de trigo...) que sean ricos en él y si no es posible podemos recurrir a los preparados dietéticos.

La dosis diaria debe ser de 25 mcg en los lactantes, 100 mcg en los niños y 150 mcg en los adultos.

La sobredosis se puede detectar por el fuerte olor a ajo en el aliento y el sudor, caída del pelo, uñas quebradizas, enfermedades hepáticas y sarpullidos en la piel. Hay que tener especial cuidado con los productos industriales que contienen selenio, como son las fotocopiadoras, las células fotoeléctricas, algunas pinturas y ciertos tipos de cemento. También son frecuentes los champús y lociones a base de selenio que se recomiendan contra la caspa, los cuales pueden llegar a ser tóxicos si se emplean de manera continuada, ya que la piel absorbe bastante bien el metal.

Una pigmentación rojiza de la piel, anorexia, mal gusto en la boca, pérdida de sensibilidad en las manos y encías frágiles, pueden ser otros síntomas de exceso de selenio.

ALIMENTOS

COL *(Brassica Oleracea)*

Se trata de una planta que el primer año solamente da hojas y las flores aparecen en el segundo. Crece en tierras húmedas, ligeramente fértiles, ricas en azufre y calcio. Hay que sembrarlas espaciadas y así resistirán bien los fríos. El suelo debe prepararse pasando el arado quince días antes y se incorporan ya los abonos elegidos. Si el clima es húmedo no necesita riegos.

Se recolecta en otoño e invierno y se almacena en sitio frío y seco.

Composición:

Contiene indol-3-carbinol, vitaminas A, B, C y U, así como hierro y azufre. También calcio, magnesio, fósforo, potasio, hierro, zinc y yodo.

Propiedades:

Es el mejor remedio contra la úlcera gastroduodenal, especialmente si la tomamos en forma de jugo. También ayuda a curar las enfermedades reumáticas y las hepatopatías. Sin embargo, es difícil de digerir y por ello es posible que se pierdan sus propiedades nutritivas en la cocción, por lo que se recomienda no tirar el caldo. También es adecuada en las enfermedades crónicas de las vías respiratorias, la afonía y para desinfectar el aparato intestinal, incluso de parásitos.

Las hojas se pueden emplear directamente como una cataplasma para aliviar dolores reumáticos, lumbalgias, ciáticas y neuralgias. También se pueden emplear estas cataplasmas en las bronquitis, la congestión hepática, las cistitis, las dismenorreas y la prostatitis, así como para madurar forúnculos y curar úlceras varicosas.

Antiguamente se empleaba el jugo para aliviar los ojos ulcerados, evitar el malestar por un exceso de comida, y para corregir el efecto del alcohol.

Por su contenido en ácido láctico desinfecta el colon, aunque en este caso es mejor emplear la col fermentada. También mejora los dolores de cabeza, previene del cáncer y externamente se puede aplicar en psoriasis, úlceras, chichones, forúnculos, heridas y eczemas. El jugo crudo se toma para el asma, la cistitis, bronquitis, neuralgias, contra la tos y en gargarismos para irritaciones de garganta.

Otros usos:

Sus propiedades sobre los telómeros radican esencialmente en el *indol-3-carbinol*, con efecto antiestrógenico marcado y la posibilidad de inducir a la apoptosis a las células malignas. Corrige las enfermedades autoinmunes y se cree que el I-3-C puede imitar los efectos de la restricción calórica y prolongar el período de vida mediante la corrección del ADN dañado. Los estudios de laboratorio realizados hasta el momento indican que este producto bloquea la reducción del telómero. Por otro lado, en experimentos se ha observado que el I-3-C puede causar la muerte de las células del cáncer de próstata, no afectando a las sanas.

El Indol-3-carbinol también puede actuar como un suplemento anti-envejecimiento, al reducir el daño causado por los radicales libres y ayudar a la función celular saludable. También puede reducir el riesgo de enfermedades del corazón, ya que evita el aumento de la agregabilidad plaquetaria y reduce la secreción de apolipoproteína B.

BRÉCOL (*Brassica oleracea itálica*)

Se siembra en época templada y el trasplante se efectúa cuando alcanza los 15 cm de altura, dejando entonces una distancia de 60 cm entre cada planta. Necesita bastante agua y es necesario protegerlo de las heladas y de los vientos. Se recolecta en época fría, empezando por la parte central y luego por los laterales, ya que si no se agota la planta. Los cortes producirán nuevos brotes.

Composición:

Es rico en *sulforafano*, vitamina A, calcio, fósforo, hierro, ácido fólico, potasio, magnesio, zinc, selenio y vitaminas C y E, además de indoles.

Propiedades:

Se emplea en aplicaciones medicinales similares a la col y coliflor. Tiene interesantes propiedades como antioxidante, y su contenido en *indoles* le otorga propiedades anticancerígenas importantes, especialmente en los tumores inducidos por estrógenos.

La presencia de sulforafano le hace estar relacionado con la lucha contra el envejecimiento, mediante la inducción de la actividad de la *proteasoma* y la reducción de la acumulación celular de proteínas modificadas. La enzima proteosoma permite eliminar las proteínas celulares anormales y no deseadas, por lo que su falta de actividad induce el envejecimiento celular.

CHILE PICANTE (Guindilla)
Capsaicina

Los chiles contienen *capsaicina*, el componente activo de los pimientos chili y la cayena que le dan calor a las verduras.

Propiedades terapéuticas:

Reduce los niveles de colesterol al favorecer su metabolismo, aumentando su degradación y excreción. Además de reducir los niveles del colesterol total en la sangre, niveles reducidos de *capsaicinoides* reducen el colesterol LDL, pero no afecta a los niveles del colesterol HDL. La capsaicina bloquea la acción de un gen que produce la constricción de las arterias, lo que permite que fluya más sangre a través de los vasos sanguíneos.

Con su consumo, se observa una pérdida del peso corporal y un aumento de la disponibilidad de algunas proteínas encargadas de metabolizar las grasas.

A largo plazo, el consumo dietético de la capsaicina reduce la presión sanguínea en los hipertensos. Produce un aumento en la producción de óxido nítrico, una molécula gaseosa conocida para proteger los vasos sanguíneos contra la inflamación y disfunción, además de mejorar el riego sanguíneo en los vasos cavernosos del pene.

Inhibe la proliferación celular maligna, por disminución de la actividad de la NADH oxidasa y suprime su activación metabólica.

Induce la apoptosis de las células tumorales.

Tiene efecto hipoglicemiantes.

CÚRCUMA (*Curcuma longa*)

Botánica:
Planta vivaz de la familia de las Cingiberáceas que suele alcanzar un metro de altura. Tiene 5 o 10 hojas de pecíolo largo, flores blancas o amarillas y un gran rizoma.

Composición:
Principio amargo, *curcumina*, resina, almidón y ácidos orgánicos.

Partes utilizadas:
Las raíces y hojas

Usos medicinales:
Se emplea como tónico estomacal, pues estimula la producción de jugos gástricos, siendo adecuado para abrir el apetito y en la hipoclorhidria. Es colagoga, carminativa y reduce el colesterol. Es un potente antiinflamatorio.

Otros usos:
Forma parte de la salsa curry, mezclada con coriandro, jengibre, comino, nuez moscada y clavo.

Toxicidad:

Tiene efecto anticoagulante.

Efectos sobre los cambios celulares:

La literatura de investigación en relación con la cúrcuma y el cáncer es verdaderamente enorme, demostrándose que existen evidencias clínicas sobre sus propiedades para prevenir y tratar esta enfermedad. Una de las investigaciones concluyó con este informe: "La *curcumina* (diferuloylmethane), un derivado de la cúrcuma, es una de las sustancias fitoquímicas más investigada, existiendo múltiples mecanismos que demuestran que puede ser una alternativa a la quimioterapia y para bloquear los efectos secundarios.

El papel *pleiotrópico* (efectos de los genes en los rasgos) de este compuesto dietético incluye la inhibición de las vías de señalización celulares a varios niveles, tales como factores de transcripción, enzimas, detención del ciclo celular, proliferación, y vías alternativas de supervivencia.

La curcumina impide la producción de las células cancerosas, siempre que se administre en dosis suficientes. Actualmente, hay datos suficientes que demuestran que interviene favorablemente en los estados de fase II y fase III en afecciones como el mieloma múltiple, cáncer de páncreas y de colon.

La curcumina se puede emplear de forma preventiva o curativa, sin que su uso prolongado genere nuevas enfermedades o efectos secundarios. Se ha demostrado que modula el crecimiento de las células tumorales, impidiendo su capacidad de supervivencia, sin afectar a las células sanas.

OTROS SUPLEMENTOS

MELATONINA (*N-acetil-5-metoxitriptamina*)

Recientemente, ha habido una explosión de investigaciones sobre la melatonina, que han generado una enorme cantidad de pruebas en apoyo de la teoría del Dr. Rosenzweig de que la melatonina desempeña un papel fundamental en el envejecimiento. Los resultados de estos estudios han descubierto varios mecanismos potenciales de acción para explicar cómo la melatonina afecta el envejecimiento y las enfermedades anexas.

Esta sustancia, que se encuentra en plantas como la Manzanilla y el Hipérico, es segregada por la glándula pineal gracias a la ayuda del aminoácido triptófano y la serotonina, siendo empleada ampliamente para regular los ciclos y la calidad del sueño.

La primera evidencia que implica la melatonina en el envejecimiento es que su producción por la glándula pineal decae drásticamente con la edad avanzada, lo que puede explicar los trastornos del sueño que padecen las personas ancianas. Los datos indican que los niveles máximos nocturnos de melatonina en los seres humanos son dos veces más altos entre los jóvenes (21-25 años) que en personas de mediana edad (51-55 años), y cerca de cuatro veces mayor en los jóvenes que en las personas de edad (82-86 años). La secreción durante 24 horas es aproximadamente dos veces mayor a los 20 años de edad, que a los 60, tanto en hombres como en mujeres.

RESVERATROL

El resveratrol ha alcanzado notoria fama como antioxidante y antienvejecimiento, justo cuando el vino había perdido mercado a favor de la cerveza. Este hecho nos debe hacer reflexionar sobre el papel del resveratrol, un antioxidante presente en la uva roja y, consecuentemente, en el vino tinto. Así que debemos ser prudentes en su valoración y tener en cuenta los experimentos científicos realizados desde hace una década.

El resveratrol es un *stilbenoid*, un tipo de fenol natural, que se encuentra en la piel de las uvas rojas y por ello en muchos vinos tintos, pero la cantidad presente es muy pequeña y por ello los suplementos se extraen del Knotweed japonés, una planta con aspecto de bambú y que crece hasta ser una especie invasora.

Aplicado a levaduras, gusanos, ratones y peces, se comprobó un aumento de la longevidad, y una mejor expresión genética. El efecto era más notorio en las especies más adultas y poco eficaz en los ejemplares jóvenes.

Algunos científicos publicaron sus conclusiones en la Cell Biology, resaltando los beneficios metábolicos del resveratrol como resultado de la influencia directa en la expresión de los genes que afectan la longevidad, pero solamente en aquellos animales que tienen el gen de la longevidad SIRT1. Los investigadores descubrieron que este ingrediente tiene otros efectos, y que influye en docenas de otras proteínas críticas para funciones metabólicas esenciales. Se le atribuyen efectos en el aumento de testosterona, mejora de la diabetes, acción antiinflamatoria, reducción de los tumores, efectos neuroprotectores y cardíacos. Sin embargo, apenas hay experiencias recientes que avalen todos estos efectos en los humanos. Teniendo en cuenta que el vino contiene una razonable graduación alcohólica, deberíamos ser prudentes a la hora de recomendar esta bebida alegando motivos saludables.

Así que nuestro consejo es simple: si quiere resveratrol coma la piel de las uvas negras y mastique sus semillas.

QUERCETINA

La quercetina es un *flavonoide* que se encuentra en las manzanas, las cebollas, el té, el vino tinto, y muchos otros alimentos, así como en el Ginkgo Biloba y el Hipérico.

Nuevos informes explican que la inhibición del *proteasoma* acelera la aparición de la senescencia en los fibroblastos (células que cicatrizan los tejidos y regeneran la piel), y que este efecto puede ser minimizado mediante la quercetina. El proteasoma es una estructura celular importante que degrada las proteínas viejas o defectuosas (por ejemplo, oxidadas). Cuando su actividad está disminuida se observa un aumento de células envejecidas. La acumulación de elementos oxidados y el daño a las proteínas celulares son causa de la pérdida de actividad del proteasoma.

La quercetina, y su derivado graso la quercetina caprilato, son potentes activadores del proteasoma. Además, estos compuestos tienen un efecto rejuvenecedor en los fibroblastos primarios de mediana edad y senescentes. Cuando se añade quercetina, los fibroblastos mantienen su vida útil y mantienen la morfología joven, siendo su efecto más notorio en la senectud, y menor en las personas muy jóvenes. Las células tratadas con ambos elementos, mantenían sus cromosomas con los extremos más largos, así como su forma original.

También ha sorprendido que en personas de mediana edad y senescentes, la tasa de proliferación celular era muy alta cuando se aplicaba quercetina o caprilato de quercetina durante varias semanas, aunque el efecto se comenzaba a percibir en apenas 5 días.

Además, las células muestran un "fenotipo rejuvenecido" con más morfología alargada y con un menor número de beta-galactosidasa (un marcador de senescencia). Tanto la quercetina como la quercetina caprilato, aumentan la resistencia al efecto oxidativo celular.

CALOSTRO

Gran parte de la búsqueda de sustancias contra el envejecimiento se ha centrado en el aspecto externo como el pelo canoso, arrugas y flacidez muscular. Sin embargo, el envejecimiento es mucho más que los cambios físicos en la apariencia de nuestro cuerpo. Mientras que el "sentirse viejo" puede ser un estado de la mente, así como un conjunto de sensaciones físicas, el proceso de envejecimiento en sí mismo es una consecuencia biológica.

Los cambios debidos al envejecimiento de nuestras células,

los músculos y el oído, así como los del sistema inmunitario parecen ser complicados de revertir, pero pueden ser frenados con calostro humano debido a los factores de crecimiento que contiene. Estos factores de crecimiento estimulan nuestro sistema esquelético y el desarrollo muscular a nivel celular, al regular el metabolismo.

El calostro es un fluido amarillento y espeso de alta densidad y escaso volumen, segregado por las glándulas mamarias durante el embarazo, hasta el periodo postparto. En estos primeros días se produce un volumen de 2-20 ml por toma, suficiente para satisfacer las necesidades del recién nacido. El calostro tiene menos contenido energético, lactosa, lípidos, glucosa, urea, vitaminas hidrosolubles, PTH y nucleótidos que la leche materna. Sin embargo, contiene más proteínas, ácido siálico, vitaminas liposolubles E, A, K y carotenos. El contenido en minerales como sodio, zinc, hierro, azufre, selenio, manganeso y potasio también es superior en el calostro, y el contenido en calcio y fósforo varía según los diferentes autores. La concentración de los aminoácidos libres varía entre el calostro, la leche de transición y la leche.

El calostro tiene un contenido muy elevado en inmunoglobulinas especialmente IgA, lactoferrina, células (linfocitos y macrófagos), oligosacáridos, citoquinas y otros factores defensivos.

Cada uno de los factores de crecimiento en el calostro ayuda a estimular el crecimiento de células y tejidos mediante la activación de la formación de ADN. A diferencia de otros suplementos que proporcionan los factores de crecimiento sólo individuales, los calostros combinan un paquete completo de factores de crecimiento que trabajan juntos sinérgicamente.

La mayoría de los efectos anti-envejecimiento de la terapia de hormonal GH son un resultado de aumento de la concentración en el cuerpo de IGF1 y IGF2, los ingredientes más activos que se encuentran en el calostro. También controlan cómo las células deben crecer y repararse.

Como parte activa se extraen los factores de transferencia, una fracción del calostro que aporta grandes beneficios para mejorar las funciones del sistema inmune.

UN PRODUCTO FARMACÉUTICO INTERESANTE

¿Es posible que un medicamento para la diabetes aumente la longevidad?

Aunque la mayoría de los investigadores centran sus esfuerzos en la creación de nuevos medicamentos para combatir el envejecimiento, algunos centran su atención en un medicamento antiguo –la metformina, que por lo general es recetada a las personas con diabetes tipo 2.

Se ha observado que las personas con diabetes que toman metformina suelen vivir más tiempo en comparación con aquellas que toman otros medicamentos para dicha afección. Asimismo, tienen una menor prevalencia de otras enfermedades relacionadas con la edad, como el cáncer y Alzheimer.

Incluso, algunas personas que no tienen diabetes toman metformina solo por sus posibles beneficios de antienvejecimiento.

Aunque la metformina es uno de los medicamentos menos peligrosos que existen, conlleva algunas graves desventajas, por ejemplo, afectan el uso de una importante vitamina, la B12.

Se cree que funciona a través de la proteína quinasa activada por AMP (AMPK), que desempeña un papel fundamental en inhibir la producción de glucosa en el hígado (gluconeogénesis).

La AMPK es un sensor protegido y regula el balance energético de las células que se activa cuando la relación celular entre la AMP y la ATP exhibe un gran aumento por condiciones tales como la privación de nutrientes o el estrés patológico.

BERBERINA

Existen alternativas mucho más seguras, como el suplemento de berberina que, como se ha demostrado, comparte muchos de estos efectos.

La berberina se ha estado utilizando desde hace más de mil años para tratar varias infecciones bacterianas como la diarrea, la gastroenteritis y otras enfermedades relativas al tracto digestivo.

Tiene propiedades antibacterianas, antiinflamatorias, antiproliferativas, antidiarreicas, antineoplásicas, antidiabéticas e inmunoestimulantes, Además, ha sido utilizada por mucho tiempo en la medicina tradicional, incluyendo a la medicina tradicional china.

La berberina ayuda a combatir las células madre metastásicas y la insuficiencia cardíaca. Muchos médicos integradores afirman que es un suplemento para la salud en general, por su capacidad para abordar una amplia gama de enfermedades.

En realidad, este suplemento funciona igual de bien o incluso mejor que algunos medicamentos para tratar ciertas afecciones. Por ejemplo, se ha demostrado que es mejor que las estatinas para mejorar los lípidos en la sangre y que es igual de eficaz que los antihipertensivos para reducir la presión arterial.

Al igual que la metformina, muchos de los beneficios de la

berberina se han relacionado con su capacidad para activar la AMPK, una enzima que se encuentra dentro de las células. A veces es denominada como un "interruptor metabólico maestro" porque desempeña un papel fundamental en la regulación del metabolismo.

Asimismo, la AMPK se ha relacionado con la resistencia a la insulina, disfunción mitocondrial, obesidad, neurodegeneración e inflamación crónica –lo cual sienta las bases para diversas enfermedades crónicas de gravedad.

De igual forma, la AMPK es un neuroprotector de gran importancia. Tal y como lo explica el Journal of Neurochemistry, "la AMPK detecta el estrés metabólico e integra diversas señales fisiológicas con el fin de restablecer el equilibrio energético".

La berberina también beneficia la salud cerebral y el bienestar psicológico al aumentar los neurotransmisores clave.

En concreto:

Acción fisiológica sobre el sistema nervioso central; ejerciendo efecto sobre la circulación (aumentando o disminuyendo la presión sanguínea) y sobre la respiración, como depresivo y como excitante. En este apartado encontramos las plantas que son tóxicas o ilegales.

Acción sobre el sistema nervioso autónomo como excitante y

luego como paralizante del nervio simpático. Aquí los alcaloides actúan como antiespasmódicos, producen midriasis, son antipiréticos (disminuyendo la fiebre) y anestesian a nivel local.

Acción parasitaria.

Estomacal (son amargos y se utilizan como aperitivos).

Bactericida.

Hipotensora (disminuyen la tensión arterial).

Quimioterapéutica (tienen acción antitumoral).

También:

Mejora el síndrome metabólico, el conjunto de alteraciones metabólicas constituido por la obesidad de distribución central, la disminución de las concentraciones del colesterol unido a las lipoproteínas de alta densidad, la elevación de las concentraciones de triglicéridos, el aumento de la presión arterial y la hiperglucemia. Se ha comprobado que las personas que sufren de síndrome metabólico tienen un mayor riesgo de padecer enfermedades cardiovasculares, enfermedad renal, problemas circulatorios y diabetes mellitus tipo II.

Estudios recientes demuestran que la berberina tiene efecto hipoglucemiante (disminuye el azúcar en sangre) y también hipocolesterolemiante, por lo tanto, disminuye además el colesterol LDL.

Y no solo esto, sino que también se ha comprobado que la berberina inhibe el crecimiento celular de las células cancerígenas y controla la apoptosis o muerte celular programada de las células del páncreas. Por lo tanto, la berberina podría ser eficaz para la quimioterapia del cáncer de páncreas.

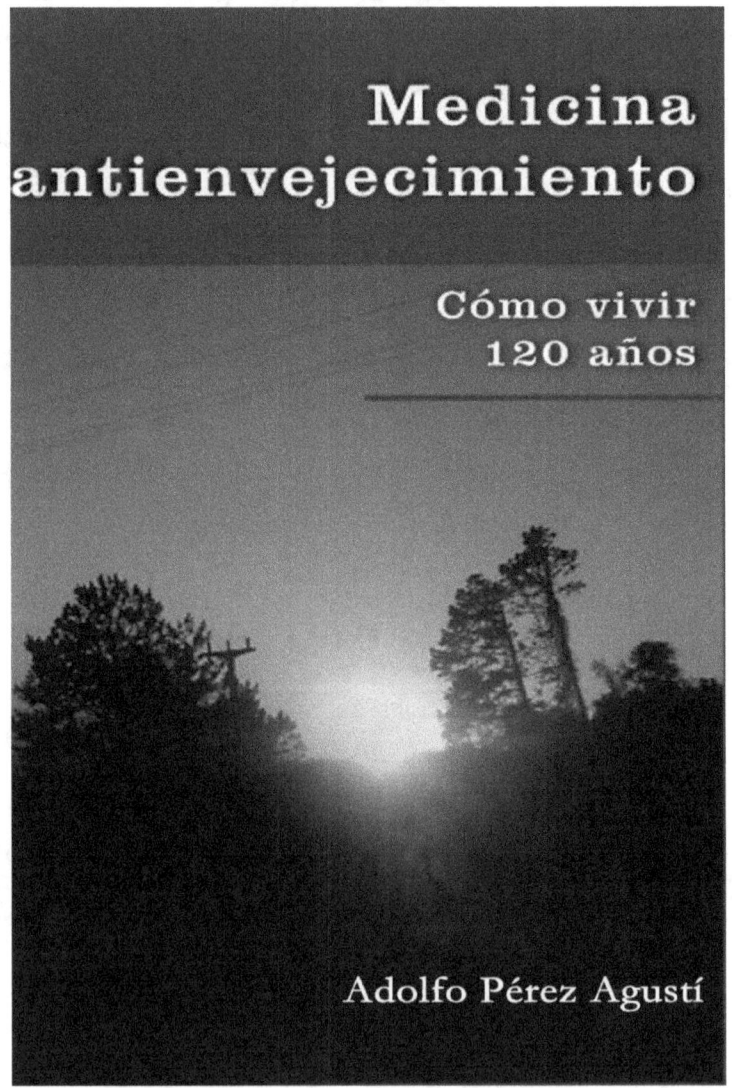

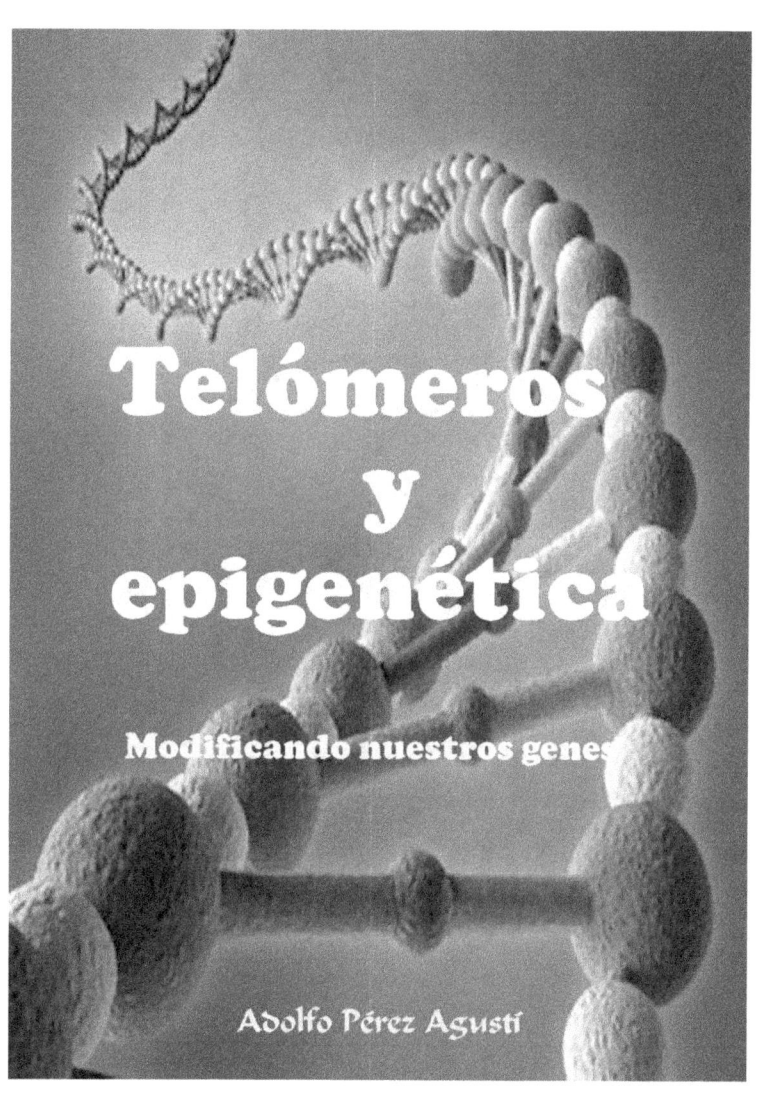

Telómeros y epigenética

Modificando nuestros genes

Adolfo Pérez Agustí

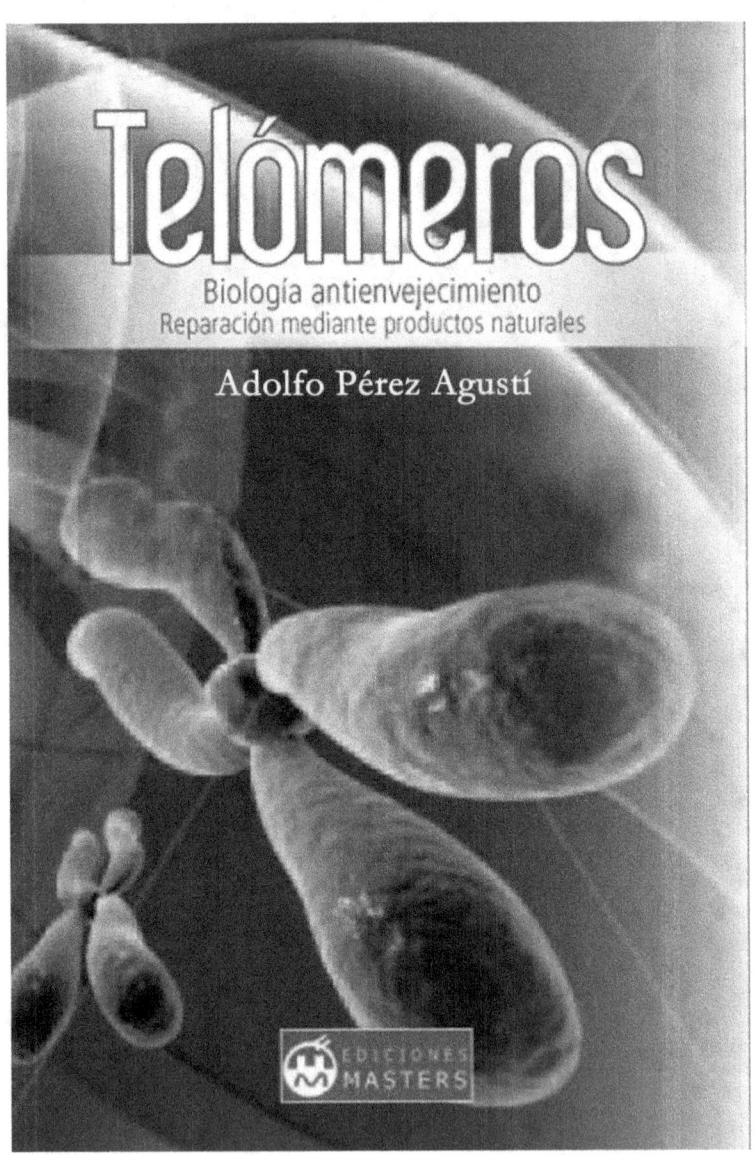

Telómeros

Biología antienvejecimiento
Reparación mediante productos naturales

Adolfo Pérez Agustí

EDICIONES
MASTERS

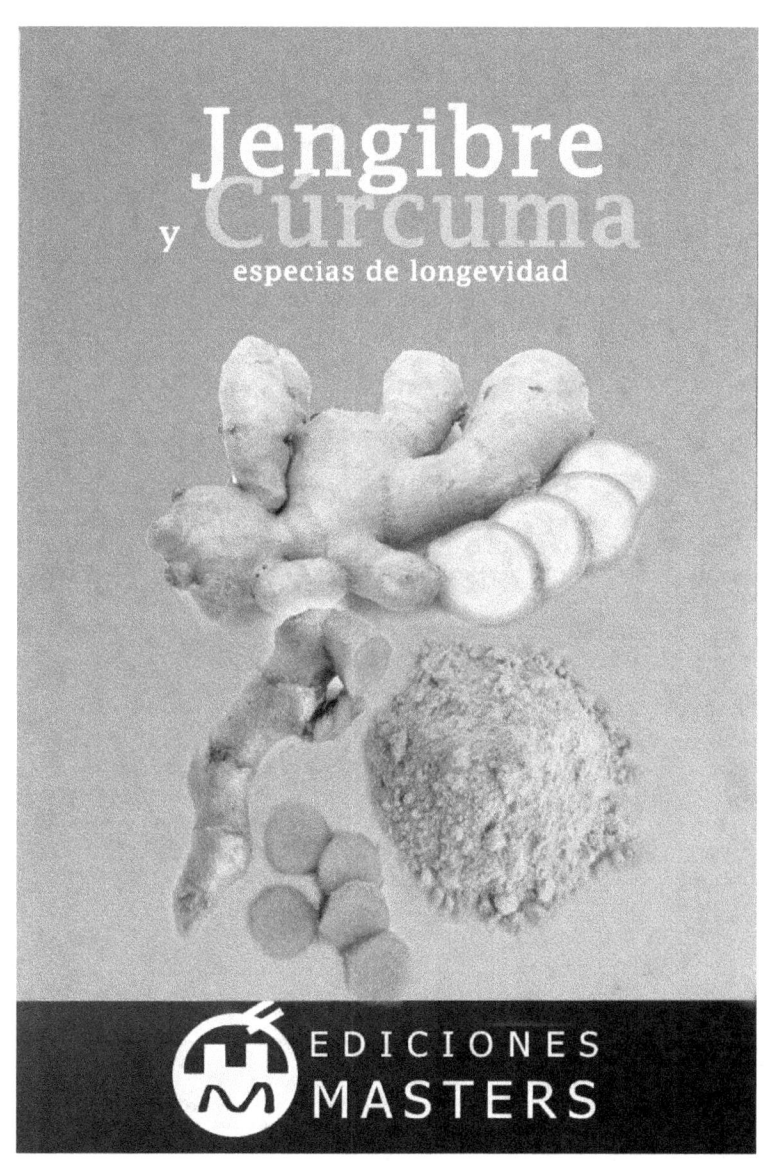

Jengibre
y Cúrcuma

especias de longevidad

EDICIONES MASTERS

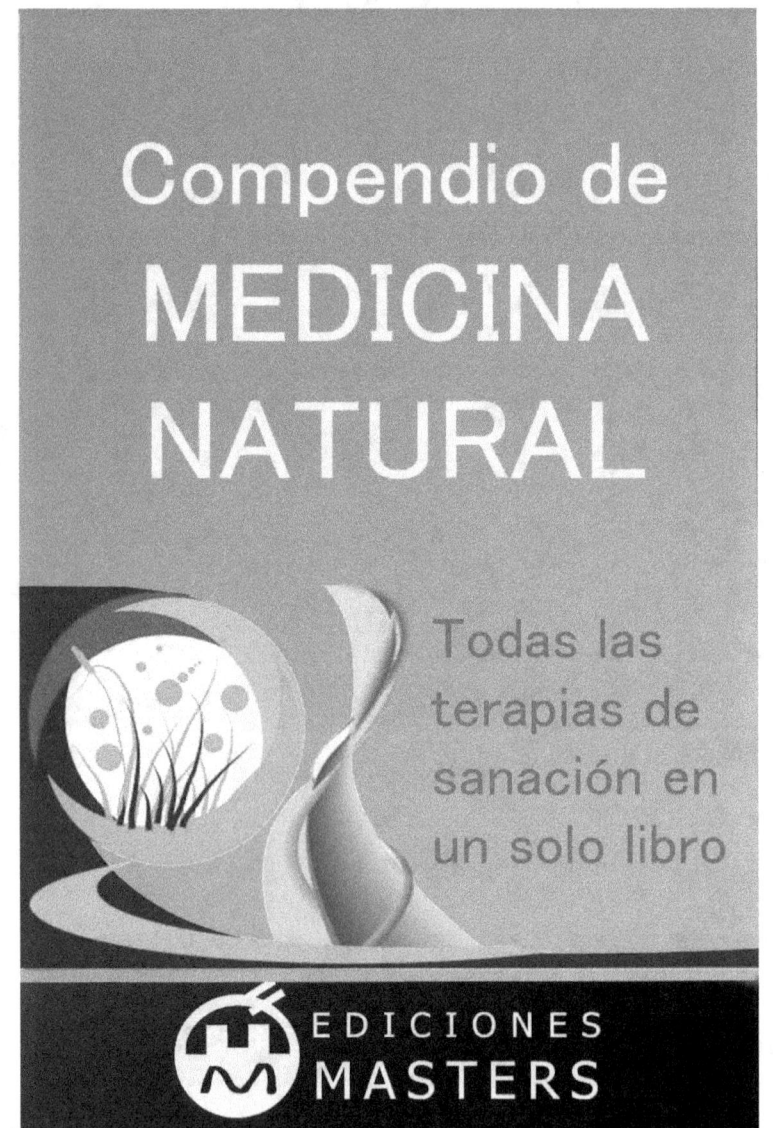

Compendio de
MEDICINA
NATURAL

Todas las
terapias de
sanación en
un solo libro

EDICIONES
MASTERS

MEDICINA
ORTOMOLECULAR

Adolfo Pérez Agustí

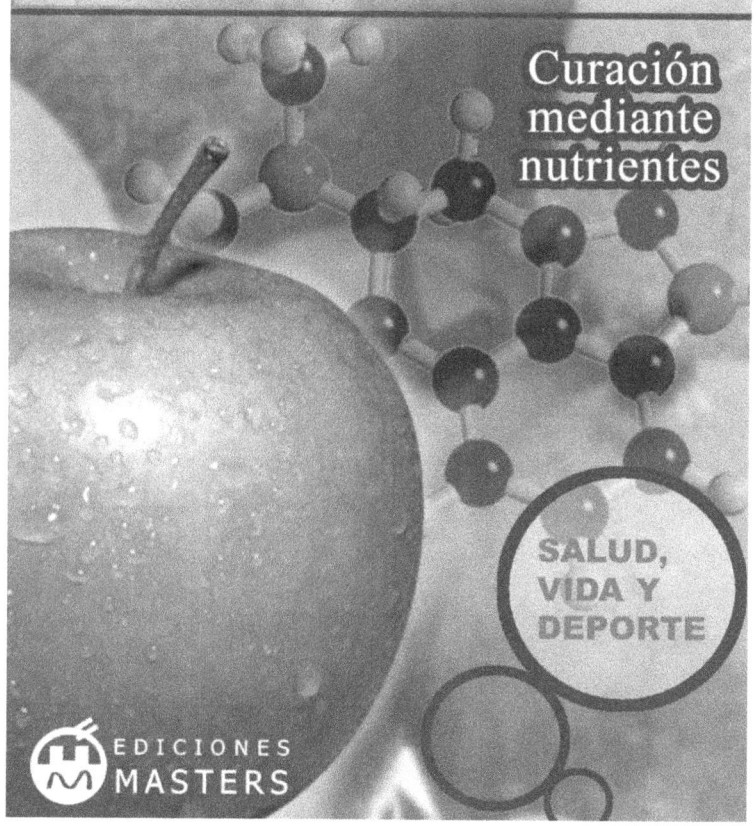

Curación
mediante
nutrientes

SALUD,
VIDA Y
DEPORTE

EDICIONES
MASTERS